A roda de cura pelo aiurveda

Michelle S. Fondin

A roda de cura pelo aiurveda

Guia prático para uma vida equilibrada
com a medicina tradicional indiana

Prefácio de
Sudha Bulusu e dr. Shekhar Annambhotla

Tradução de
Guilherme Miranda

Copyright © 2015 Michelle S. Fondin

Copyright da tradução © 2016 Alaúde Editorial Ltda.

Título original: *The Wheel of Healing with Ayurveda — An Easy Guide to a Healthy Lifestyle*

Publicado originalmente nos Estados Unidos por New World Library. 14 Pamaron Way, Novato, Califórnia 94949.

Todos os direitos reservados. Nenhuma parte desta edição pode ser utilizada ou reproduzida – em qualquer meio ou forma, seja mecânico ou eletrônico –, nem apropriada ou estocada em sistema de banco de dados sem a expressa autorização da editora.

Este livro é uma obra de consulta e esclarecimento. As informações aqui contidas têm o objetivo de complementar, e não substituir, os tratamentos ou cuidados médicos. Elas não devem ser usadas para tratar doenças graves ou solucionar problemas de saúde sem a prévia consulta a um médico ou a um nutricionista. Nem a autora nem a editora podem ser responsabilizadas por quaisquer efeitos adversos ou consequência da aplicação do conteúdo deste livro sem orientação profissional.

O texto deste livro foi fixado conforme o acordo ortográfico vigente no Brasil desde 1º de janeiro de 2009.

PREPARAÇÃO: Raquel Nakasone
REVISÃO: Bárbara Parente e Julio de Mattos
CAPA: Miriam Lerner
IMAGEM DE CAPA: Jag_cz/Shutterstock
PROJETO GRÁFICO: Cesar Godoy
IMPRESSÃO E ACABAMENTO: Bartira Gráfica

1ª edição, 2016
Impresso no Brasil

Dados Internacionais de Catalogação na Publicação (CIP)
(Câmara Brasileira do Livro, SP, Brasil)

Fondin, Michelle S.
A roda de cura pelo aiurveda: guia prático para uma vida equilibrada com a medicina tradicional indiana / Michelle S. Fondin; prefácio de Sudha Bulusu e dr. Shekhar Annambhotla; tradução de Guilherme Miranda. -- São Paulo: Alaúde Editorial, 2016.

Título original: The wheel of healing with Ayurveda: an easy guide to a healthy lifestyle.

ISBN 978-85-7881-361-1

1. Medicina alternativa 2. Medicina ayurveda 3. Medicina ayurveda - Obras de divulgação I. Bulusu, Sudha. II. Annambhotla, Shekhar. III. Título.

16-03040   CDD-615.538

Índices para catálogo sistemático:
1. Medicina ayurvedica: Medicina alternativa 615.538

2016
Alaúde Editorial Ltda.
Avenida Paulista, 1337, conjunto 11
São Paulo, SP, 01311-200
Tel.: (11) 5572-9474
www.alaude.com.br

Compartilhe a sua opinião
sobre este livro usando a hashtag
#ARodaDeCuraPeloAiurveda
nas nossas redes sociais:

/EditoraAlaude
/EditoraAlaude
/EditoraAlaude

Trinta raios convergem para o meio de uma roda
Mas é o buraco em que vai entrar o eixo que a faz funcionar.

– TAO TE CHING

Sumário

PREFÁCIO DE SUDHA BULUSU E DR. SHEKHAR ANNAMBHOTLA 11

AGRADECIMENTOS 15

APRESENTAÇÃO: MINHA HISTÓRIA 17

INTRODUÇÃO: REINVENTAR A RODA? 21
   Por que a roda? 25
   Recupere o controle de sua saúde e de sua vida 26
   Assuma a responsabilidade por sua saúde 27
   Exercício: Seu compromisso consigo mesmo 29

CAPÍTULO 1. UMA IMERSÃO RÁPIDA NO AIURVEDA 31
   O que é aiurveda? 31
   Equilíbrio versus desequilíbrio 33
   A definição aiurvédica de saúde 33
   Os mahabhutas: Os grandes elementos 34
   Introdução aos doshas 35
   Teste aiurvédico do tipo de mente-corpo 35
   Interpretando seu tipo de mente-corpo 44
   Os seis estágios da doença 46
   Criando um plano de sintomas 50
   Exercício: Identifique seus sintomas típicos 51
   Checklist da saúde: Introdução ao aiurveda 51

CAPÍTULO 2. A RODA INTEIRA: VIVENDO SEU DARMA, OU PROPÓSITO DE VIDA ... 52
   A importância do darma 53
   Definição de darma 54
   Encontre seu darma 57

Exercício: Descubra seu darma 58
Intenção e desejo: Crie seu propósito de vida 62
Exercício: Lista de intenções e desejos 65
Checklist da saúde: Darma 66

CAPÍTULO 3. SAÚDE FÍSICA 67
   Alimento como remédio 67
   Plano aiurvédico para a nutrição ideal 76
   Doze orientações para um plano alimentar aiurvédico 76
   Orientações para recriar a conexão mente-corpo com o alimento 89
   Dez orientações para a consciência alimentar 90
   Alimente-se de acordo com seu tipo de mente-corpo 93
   Exercício: Plano alimentar específico ao seu dosha 97
   Rotina diária e rotina sazonal: Respeite as fases da natureza 98
   Movimente seu corpo 105
   Exercício: Crie seu plano de movimento físico 109
   Checklist da saúde: Cura física 110

CAPÍTULO 4. SAÚDE ESPIRITUAL 112
   O que define "espiritual"? 112
   Aceite seu eu espiritual 114
   Passando da visão de túnel à visão de funil 116
   Cultive o ato de observar a consciência 118
   Exercício: Avaliação do diálogo interno 120
   Meditação: Qualquer um pode praticar 120
   Pensando milhares de pensamentos por dia 122
   Fazer nada ou fazer tudo? 124
   Como funciona? 125
   Leve uma vida espiritual 126
   Checklist da saúde: Cura espiritual 131

CAPÍTULO 5. SAÚDE EMOCIONAL 132
   Você controla suas emoções ou suas emoções controlam você? 133
   Ferramentas para garantir uma vida emocional saudável 135
   Limpeza emocional para cada dosha 141
   Exercício: Seu plano de cura emocional 145
   Checklist da saúde: Cura emocional 148

CAPÍTULO 6. CURE SEU PASSADO 149
   Qual é a sua história? 149
   Exercício: As histórias do seu passado 151
   Exercício: Sua nova realidade 152
   Entendendo por que você tem um passado 152

Encontre a lição e siga em frente 155
Os sete chacras principais: Liberando a energia bloqueada 157
Deixe o passado para trás levando três lições para o futuro 165
Exercício: Três lições para levar para o seu futuro de realizações 166
Checklist da saúde: Cure seu passado 166

CAPÍTULO 7. SAÚDE AMOROSA 167
Somos seres sociais feitos para viver relacionamentos
  com outras pessoas 170
A vida não é equilibrada sem relacionamentos saudáveis
  e afetuosos 170
Doze características de relacionamentos saudáveis 174
Exercício: Faça um inventário de sua relação usando
  as doze características 181
Comunicação amorosa 184
Atente-se aos doshas nos relacionamentos 188
Crie as relações que deseja 190
Passos para atrair o parceiro ideal 192
Checklist da saúde: Cure seus relacionamentos 194

CAPÍTULO 8. SAÚDE PROFISSIONAL 196
A rotina diária 197
Faça aquilo que ama e ame aquilo que faz 197
Descobrindo o propósito maior de ter uma carreira 198
Como encontrar o darma numa carreira que não é
  exatamente seu darma 200
Respeite sua verdadeira natureza: A profissão ideal para Vata,
  Pitta e Kapha 202
Exercício: Crie um plano para transformar seu trabalho atual
  ou encontrar seu trabalho ideal 205
Checklist da saúde: Uma profissão saudável 206

CAPÍTULO 9. SAÚDE FINANCEIRA 207
Sua situação financeira e sua saúde 208
Como se livrar de uma mentalidade de pobreza 209
Exercício: Faça um inventário de suas visões sobre dinheiro 210
Trate o dinheiro como energia: Dê para receber 211
Exercício: Compromisso com a doação financeira 213
Seu plano para eliminar as dívidas e criar riqueza na vida 213
Checklist da saúde: Cure suas finanças 218

CAPÍTULO 10. SAÚDE AMBIENTAL 219
Maximize o "input" sensorial saudável 220

Panorama dos ambientes da vida diária...226
Exercício: Compromisso de esvaziar o espaço 228
A resposta dos doshas ao ambiente 228
Reconecte-se com o ambiente externo: Viva fora das caixas..............230
Exercício: Formas de viver fora das caixas 232
Checklist da saúde: Cure seus ambientes..233

CAPÍTULO 11. QUANDO UM RAIO DA RODA QUEBRA.....................................234
Como enfrentar doenças enquanto aprende um estilo de vida
    aiurvédico...235
Cura dos vícios 236
E se você ficar preso em um raio e não conseguir avançar? 238

CAPÍTULO 12. SIGA TRANQUILO: APROVEITE O PASSEIO 240
Ação cármica: Faça o que é certo 240
Sobre ser gentil, humilde, amoroso e bondoso...............................242

APÊNDICE: SAUDAÇÕES AO SOL (SURYA NAMASKAR) 245

NOTAS 253

GLOSSÁRIO DE TERMOS EM SÂNSCRITO 257

"SITES" RECOMENDADOS E RECURSOS AIURVÉDICOS 261

REFERÊNCIAS E LEITURAS RECOMENDADAS...263

ÍNDICE REMISSIVO...265

Prefácio

A partir do momento em que você tem idade suficiente para assumir o controle da roda, a responsabilidade é sua.
— J. K. ROWLING

Atualmente, a busca por mais saúde e energia está em primeiro plano para muitas pessoas. Segundo pesquisas, as principais causas de morte e incapacitação hoje são as doenças crônicas. Doença cardíaca e câncer estão no topo da lista das causas de morte, enquanto artrite, diabetes e obesidade são responsáveis por deixar milhões de pessoas incapacitadas.

Cerca de metade dos adultos sofre de uma ou mais das doenças crônicas mencionadas acima. Você está entre eles? Quer evitar ser incluído nessas tristes estatísticas?

Se pegou este livro porque ouviu falar de aiurveda ou medicina aiurvédica e quis saber o que é, como funciona e se pode ser útil para você, você está prestes a entrar numa jornada que vai transformar e melhorar sua saúde e sua vida. Em *A roda de cura pelo aiurveda*, Michelle Fondin torna a antiga ciência esotérica do aiurveda acessível para todos os que querem melhorar a saúde. Este livro vai lhe apresentar o

A roda de cura pelo aiurveda

aiurveda e proporcionar meios simples, práticos e criativos de melhorar todos os aspectos de sua saúde.

Meu marido, o médico aiurvédico e professor dr. Shekhar Annambhotla, acompanhou a transformação na saúde de pacientes que escolheram um estilo de vida aiurvédico. Em sua clínica, Ojas Ayurveda Wellness Center, na nossa cidade natal, Coopersburg, Pensilvânia, nos Estados Unidos, ele já ajudou pacientes que sofriam de obesidade, artrite, câncer, depressão, constipação intestinal, insônia, asma e outras condições crônicas a incorporar princípios do aiurveda em suas vidas e conseguir grandes melhorias na saúde. Seu método compassivo e holístico inspirou uma paciente que lutava contra a obesidade a bebericar água quente ao longo do dia, mudar sua refeição principal do jantar para o almoço e reduzir seu consumo de carnes e doces pesados. Essas mudanças simples levaram a uma perda de peso espantosa, um enorme ganho de energia e vitalidade, e melhoras em outras áreas da vida dela. A "roda" realmente entrou em movimento.

Outra paciente sofria de insônia por mais de dez anos e sentia os efeitos debilitantes dessa condição, que começava a lhe causar problemas de saúde mais graves. Ela tentou diversos medicamentos sob prescrição para dormir, obtendo poucos resultados graças aos efeitos colaterais que sofreu. Como é o caso de muitos pacientes que vão pela primeira vez se consultar com meu marido, ela tinha chegado a um ponto em que se sentia motivada a cuidar de sua saúde com suas próprias mãos. Ela e o dr. Shekhar se sentaram para discutir sua dieta, seus hábitos cotidianos e seu estilo de vida, e ele lhe deu algumas dicas que ela poderia facilmente seguir para começar a ter o sono de que tanto necessitava. Depois de *poucos dias* fazendo uma massagem diária com óleo antes do banho, eliminando o café, bebendo uma xícara de leite quente misturado com algumas deliciosas ervas aiurvédicas uma hora antes de ir para cama e massageando as solas dos pés com óleo quente à noite, ela passou a dormir a noite toda regularmente sem o auxílio de medicamentos. Além desses hábitos, no Ojas Ayurveda Wellness Center, ela fez uma série de terapias suaves de desintoxicação

Prefácio

(panchakarma), que a ajudaram a corrigir desequilíbrios profundamente arraigados em sua fisiologia.

Esses exemplos de melhorias drásticas na saúde como resultado de mudanças simples são exatamente o centro do aiurveda. O aiurveda é ainda mais potente quando usado para manter a boa saúde e evitar que doenças se enraízem no nosso corpo. Quando conheci meu marido, eu já estava havia muito tempo interessada em alimentação saudável, ioga, meditação e tratamentos holísticos. Fiquei fascinada pela sabedoria atemporal do aiurveda e interessada em saber mais sobre como ela poderia melhorar minha saúde. Acabei me apaixonando tanto pelo meu marido como pelo aiurveda. O empenho, a paixão e a energia dele ao transmitir a sabedoria do aiurveda mantêm a nossa família e as vidas de todos que ele toca saudáveis e vibrantes.

A Association of Ayurvedic Professionals of North America (AAPNA), fundada pelo dr. Shekhar em 2002, oferece conferências telefônicas educacionais gratuitas e abertas, duas vezes por mês, desde 2008. Cada conferência conta com a presença de um palestrante da comunidade especializado em aiurveda, ioga e medicina integrativa. Quando Michelle Fondin apresentou *A roda de cura pelo aiurveda* em setembro de 2014, meu marido soube que este livro ajudaria todos que estivessem dispostos a realizar uma mudança positiva em suas saúdes.

Assim como Patanjali, o pai da ioga, definiu oito membros, ou passos, da ioga, Michelle Fondin identifica e explica oito raios na roda da saúde. Essas oito áreas cruciais da vida são: darma, ou propósito de vida; saúde física; saúde emocional, incluindo relacionamentos e cura do passado; saúde espiritual; saúde ambiental; saúde profissional e saúde financeira. No centro dessa roda de oito eixos está você. Fondin lhe oferece tudo de que você precisa para começar a assumir a responsabilidade por sua saúde usando os princípios aiurvédicos. Ela inclui um questionário de determinação do dosha para ajudar você a descobrir seu tipo de mente-corpo individual (prakruti), faz perguntas para auxiliar você a descobrir seu darma, apresenta ideias criativas para concretizar seu darma, oferece dicas para criar um plano alimentar aiurvédico

A roda de cura pelo aiurveda

personalizado, resume um plano de cura emocional e apresenta muitas outras listas essenciais, planos e checklists. Estude este livro do começo ao fim utilizando esses recursos, e você vai alcançar aquilo que procura, avançando continuamente no caminho da saúde e do bem-estar.

— Sudha Bulusu e dr. Shekhar Annambhotla,
fundador da Ojas Ayurveda Wellness Center e da
Association of Ayurvedic Professionals of North America (AAPNA)

Agradecimentos

Agradeço a Marina, Mathieu e Xavier: vocês três são as luzes da minha vida, que me ajudaram a vencer a escuridão e continuam a iluminar o caminho. Com amor, mamãe.

A Amy Piper, por ser modelo para as fotos da saudação ao sol. Obrigada, Amy!

Obrigada à equipe da Ayurvedic Path, que continua fazendo um serviço extraordinário aos nossos membros do estúdio.

E obrigada aos meus pacientes aiurvédicos, que me ensinaram como é servir vocês e guiá-los rumo a uma saúde melhor.

À minha mãe: você foi a primeira pessoa que me mostrou como usar a inspiração e a visualização coladas no espelho do banheiro. Obrigada por todas as orações e frases inspiradoras.

Ao meu amor, Eric. Obrigada por ser amor.

Apresentação
Minha história

Relembrando minhas mais antigas memórias de saúde, sei que sempre me preocupei com saúde, mas nem sempre fui saudável. Aos 12 anos, li o livro de Richard Simmons sobre perda de peso e assisti a seus vídeos. Passei a praticar exercícios no estilo de Jane Fonda e a fazer ioga aos 18. E assim começou minha paixão pela vida saudável.

Mas foi só aos 28 anos, mãe de duas crianças pequenas, que minha vida virou de cabeça para baixo. Recebi a notícia devastadora que ninguém nunca quer ouvir: "Você está com câncer". Meu diagnóstico era câncer de tireoide. Durante todo o processo, eu perguntava aos médicos: "O que me fez ficar com câncer?". Nenhum deles conseguia me dar uma resposta minimamente compreensível. Fiquei descontente com essa falta de conhecimento. No fundo, eu sabia que deveria haver uma razão por que, aos 28 anos, eu havia me permitido ficar doente. E não parei até encontrar essa resposta.

Em um feliz acaso, deparei com o aiurveda, um sistema medicinal de 5.000 anos desenvolvido na Índia. Um amigo me deu o livro *Saúde perfeita*, do dr. Deepak Chopra, e me apresentou a um sistema medicinal que entendia meu questionamento. O aiurveda nos leva à raiz da doença ajudando-nos a entender como ela se originou em nós.

Depois de um tempo, comecei a praticar um estilo de vida aiurvédico e vi resultados. No entanto, não recusei o tratamento alopático tradicional e passei por duas cirurgias e tratamentos com iodo radioativo. Mas o aiurveda me conduziu no caminho rumo à cura porque, no meu coração, eu sabia que, se não descobrisse "o porquê", eu me permitiria ficar doente de novo. Também repassei todos os aspectos da minha vida em busca de respostas. Minha linha de pensamento era que se apenas uma área da minha vida estivesse desequilibrada, eu estaria me abrindo à possibilidade de doença. A ideia deste livro surgiu da minha abordagem multifacetada à saúde. Minha jornada pela doença e de volta ao bem-estar me fez crer que, se eu estava frustrada com o sistema médico moderno e sua falta de respostas, deveria haver inúmeras outras pessoas igualmente frustradas.

A roda de cura pelo aiurveda foi feito para ajudar você a encontrar as respostas que busca descobrindo seu curandeiro interior. Os conselhos que apresento são práticos, fáceis, lógicos e intuitivos. O aiurveda segue uma via equilibrada e não sugere extremos. Desconfie de qualquer plano de saúde que faça o contrário. Saiba que, como tudo que é autêntico, a mudança leva tempo. Seja paciente consigo mesmo e não espere resultados da noite para o dia. Na minha jornada pessoal, levei três anos depois do tratamento contra o câncer até sentir que estava com a saúde ideal. É mais tempo do que a maioria das pessoas leva. Mas, se eu tivesse desistido, não estaria aqui hoje, aos 43, mais saudável do que estava aos 28 anos.

Para citar um dos meus professores favoritos, o dr. Chopra: "O objetivo do aiurveda não é acrescentar anos à sua vida, mas acrescentar vida aos seus anos". Vamos começar a acrescentar vida aos seus anos. Você já veio à vida, esse parêntese no tempo, então está na hora de aproveitar.

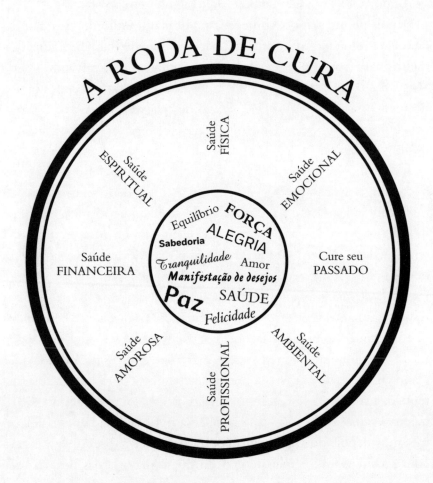

Introdução
Reinventar a roda?

No atual clima econômico, político e social, o tema saúde é mais importante do que nunca. No momento, grande parte da população é obesa. Segundo os dados mais recentes liberados pelos Centros de Controle e Prevenção de Doenças dos Estados Unidos, 35,7 por cento das pessoas no país estão com sobrepeso.[1] Sete de cada dez mortes por ano são resultado de doenças crônicas. Doença cardíaca, câncer e derrame são responsáveis por mais de 50 por cento de todas as mortes por ano.[2] E a seguinte estatística é espantosa: em 2005, 133 milhões de norte-americanos, ou um de cada dois adultos (50 por cento), tinha pelo menos uma doença crônica.[3] E o que essas doenças têm em comum? Todas elas são quase 100 por cento evitáveis.

No entanto, o problema das doenças não para por aí. Os custos da assistência médica ficaram astronômicos; e, mesmo com assistência médica bancada pelo governo, os custos continuam a subir. Desenvolvemos tecnologias inovadoras, excelentes recursos para pesquisa e medicamentos experimentais na tentativa de curar todas as doenças conhecidas pela humanidade. Entretanto, no geral, continuamos a ficar mais doentes com o passar dos anos. Quais são os motivos dessa incongruência?

Um motivo pode ser a descoberta da doença só em seus estágios finais. Muitos sofrem um ataque cardíaco ou derrame ou descobrem que têm câncer quando a doença já está bem avançada. Nesses casos, nem toda a tecnologia e os medicamentos existentes no mundo podem ajudá-las, então elas simplesmente continuam mal. Outro motivo pode ser o estado frágil de muitos pacientes. Idosos e crianças pequenas são mais suscetíveis a determinadas doenças, e os medicamentos ou procedimentos usados para tratá-los podem fazer mais mal do que bem a seus corpos.

O custo é outro motivo por que muitos continuam doentes. Atualmente, muitas pessoas não têm seguro de saúde ou têm um seguro de saúde ineficiente. Em todo caso, é provável que uma pessoa doente espere até os sintomas ficarem insuportáveis para só então ir ao médico. E, mesmo nesse caso, muitos tratamentos são impossíveis de arcar e os pacientes acabam sem ter como acessá-los.

Uma das explicações mais comuns para as doenças hoje em dia é o estilo de vida. O que fazemos e o que não fazemos está nos matando. Essa notícia, porém, é na realidade mais boa do que má. Afinal, estamos no controle da maior parte do nosso estilo de vida. Mesmo se estivermos céticos quanto a isso, podemos melhorar nossa saúde ao mudar alguns hábitos.

Em algum ponto, a responsabilidade do nosso bem-estar passou para alguém *externo*. Sabe-se lá como, cedemos o controle de nossa saúde a outras pessoas: médicos, seguros de saúde, empresas farmacêuticas, agricultores, químicos e, sim, até publicitários. Essa renúncia saiu de controle de tal forma que não sabemos mais a quem culpar por nossa má saúde. A solução não está no futuro, então vamos olhar para trás, para a sabedoria das eras.

O conceito discutido em *A roda de cura* traz o controle e a responsabilidade de volta para você. Ao assumir o controle da sua vida

Introdução

e aprender a usar os oito "raios" da roda de cura aiurvédica, você pode abrir seu caminho rumo ao bem-estar. No entanto, assumir o controle não significa necessariamente que sua saúde vai ser sempre perfeita. Existem variáveis demais para permitir uma previsão como essa. Mas fique tranquilo, pois, ao realizar as mudanças, você estará mais bem equipado para processar a doença quando – e se – ela ocorrer.

Ao recuperar o controle, qualquer medo que você possa ter sobre sua saúde irá se dissipar. Com a dissipação do seu medo, você vai ser capaz de focar sua energia para viver a vida de maneira plena. Viver a vida plenamente vai possibilitar que você expanda sua definição de saúde. Normalmente, quando pensamos em saúde, nos referimos ao nosso corpo físico. Se nosso corpo está forte e se não sentimos dores, nos consideramos saudáveis. Mas, se sentimos incômodos ou dores ou se percebemos outras indicações de doença, dizemos que estamos doentes. A mudança que está prestes a acontecer em seu sistema de crenças resultará da adoção do sistema de cura que discuto aqui.

No decorrer do livro, refiro-me ao aiurveda, um sistema medicinal indiano de mente e corpo. Meu treinamento e minha prática de aiurveda me permitiu utilizar o conceito de totalidade na minha vida e na vida de centenas de pacientes, que notam resultados imediatos ao aplicar seus princípios.

É possível entender o princípio de totalidade a partir do seguinte exemplo. Suponha que você está querendo comprar uma casa nova. Você definiu várias características que busca numa casa – como passa muito tempo na cozinha fazendo refeições *gourmet*, sua maior prioridade é uma cozinha bonita e funcional. Mas você também gostaria de ter janelas grandes, um banheiro completo de tamanho razoável e quatro quartos, e ainda queria que a casa fosse localizada numa rua silenciosa. Tudo isso por um preço razoável. Depois de encontrar um corretor de imóveis, você explica seu interesse por culinária e como adora chegar em casa do trabalho, preparar refeições e comer com sua família. Em seguida, explica as outras coisas que busca em uma casa. No entanto, o agente bem-intencionado ouve apenas a parte sobre a cozinha e passa a lhe mostrar uma série de casas com cozinhas incríveis, sem prestar atenção nas suas outras especificações. Depois de ver imóveis com lindas cozinhas, banheiros minúsculos, janelas pequenas e preços exorbitantes – localizados no meio da cidade ou com apenas dois quartos –, você diz ao corretor que ele não está mostrando o que você quer. Ele responde: "Mas você disse que adoraria cozinhar numa cozinha bem equipada. Todas essas casas têm cozinhas fantásticas".

Ver a saúde como algo relacionado apenas ao seu corpo físico é o mesmo que comprar uma casa em função de um único cômodo. A maioria de nós concorda que é necessário levar em conta muitos aspectos para enfim comprar uma casa. Uma casa é um grande investimento de nossos recursos e de nosso tempo. Se basearmos a compra num único aspecto, podemos nos deparar com grandes problemas depois, quando descobrirmos defeitos no encanamento, goteiras no telhado ou pouco espaço nos armários embutidos. Assim como a nossa casa, nossa saúde é um grande investimento. Aprender a levar a vida segundo um modelo holístico exige um investimento de nosso tempo e dinheiro. Mas, se adotarmos os princípios que apresento nos próximos capítulos, a recompensa vai superar imensamente o custo.

Mas também é verdade que, sem uma boa saúde, podemos achar difícil nos concentrar em muitos aspectos da roda que apresento aqui. Por esse motivo, vamos começar nossa jornada com o darma, que significa "propósito de vida", e com a saúde física e seu fiel companheiro, a saúde emocional. A saúde amorosa e a cura do passado são subdivisões da saúde emocional, e vamos tratar delas também. O aspecto seguinte, a saúde espiritual, é o que une a saúde física e a emocional. Em seguida, vamos investigar três outros aspectos da saúde: saúde ambiental, saúde profissional e saúde financeira.

Introdução

Por que a roda?

Escolhi a analogia da roda por vários motivos. Primeiro, a roda é um contínuo: ela não tem começo nem fim. A integridade da roda é extremamente importante, como no caso de uma roda de bicicleta. Se você não sabe andar de bicicleta, pode ser impossível imaginar que ela vá suportar seu peso e seguir adiante sobre duas rodinhas tão finas. Mas funciona. No entanto, se uma das rodas estiver sem alguns raios ou se o aro estiver torto, pode ficar difícil se equilibrar. Se você continuar a andar numa bicicleta sem alguns dos raios, ela pode suportar seu peso por um tempo, mas, em algum momento, vai ceder por falta de integridade. O mesmo acontece com nossos corpos e nossa saúde. Podemos viver por um tempo sem os elementos essenciais à nossa saúde – por exemplo, podemos nos exercitar pouco ou não comer verduras e legumes. Mas, se continuarmos assim, em algum momento nossa saúde vai fraquejar. É inevitável. As adversidades na saúde humana são multifacetadas. Não podemos atingir a saúde perfeita simplesmente com uma alimentação adequada enquanto ignoramos o exercício ou a saúde emocional. Para observar esse ponto, converse com alguém que se alimenta de maneira saudável, mas não tem relacionamentos afetuosos. Ou com alguém que se exercita diariamente, mas odeia o emprego. Quando fizer isso, o conceito de totalidade vai começar a se revelar para você.

O segundo motivo por que escolhi a roda é o fato de que dá para tocar nela de qualquer ponto. Não é preciso atravessar um labirinto para chegar a determinada área. Não é preciso completar o trabalho num lado para começar em outro. Você pode começar num ponto, depois girar a roda e então começar no ponto oposto. Como você vai ver, todas as partes são completamente integradas. E quando você explora um ponto, você imediatamente acessa outros pontos sem que o faça de maneira consciente. Pode ser que uma carência numa área de sua vida tenha levado você a pegar este livro. Se for o caso, pode começar com essa área específica da roda e depois passar para a próxima.

Recupere o controle de sua saúde e de sua vida

Não é preciso ir longe para ouvir conselhos sobre como viver sua vida e melhorar sua saúde. Mais do que nunca, hoje somos bombardeados com a última e melhor tendência. Desde sementes de romã e goji a chia, toda semana nos oferecem uma coisa diferente, mais uma coisa que pode encontrar um lugar nas nossas listas já cheias. Se não é o alimento ou suplemento mais recente, é o próximo medicamento potente que vai nos deixar mais jovens e felizes ou nos proporcionar uma vida sexual melhor. Todos esses conselhos, sejam bons ou maus, sempre fazem algo específico: nos tiram de dentro de nós mesmos para buscar o bem-estar e, no fim, nos enlouquecem. Porque, sinceramente, quem você vai escutar? Sério, em *quem* confiar quando os conselhos mudam tão rapidamente? Muitos dos meus pacientes recorrem a programas de televisão diurnos em busca de conselhos de dieta e exercícios, de como ter uma vida equilibrada. Sinceramente, não tenho nada contra programas de TV e tenho certeza de que os convidados têm muito conhecimento. Mas repito: a maioria dos conselhos não capacita os telespectadores para assumir o controle de sua própria saúde voltando-se para dentro de si mesmos. E, como muitas das informações são fragmentadas, elas não necessariamente lhes dão as ferramentas para seguir um programa completo a fim de alcançar e manter a saúde.

A medicina aiurvédica ensina as pessoas a olhar primeiro para dentro. Conhecer-se por dentro e por fora. Saber o que o motiva. E o que o motiva provavelmente é diferente do que motiva outras pessoas. Se você não der esse primeiro passo crucial, não há broto, erva, vitamina, suco ou remédio que possa ajudar.

Nos anos 1980, a tendência crescente era ver a gordura na alimentação como algo negativo. Diziam que tudo tinha que ser sem gordura ou não haveria como perder peso. Como resultado, a indústria de alimentos começou a produzir tudo sem gordura — até manteiga, que naturalmente é 100 por cento gordura. Eu tinha 18 anos na época e, como muitas adolescentes, queria perder alguns quilinhos. Então comecei uma dieta sem gordura. Tomei o cuidado de não adicionar nenhum tipo de gordura na minha dieta.

Então aconteceram algumas coisas. Primeiro, comecei a perder o apetite. Comer me deixava mal. Eu não conseguia comer queijo, iogurte nem molho para salada sem gordura. Eu os achava doces e enjoativos demais. Depois, comecei a sentir dores de cabeça e uma baixa de energia, e meu humor estava péssimo. Consegui perder um pouco de peso, mas à custa do meu bem-estar. Finalmente, depois de alguns meses, como acontece com qualquer dieta que exclui um grupo alimentar importante, meu corpo estava se vingando. Eu desisti. Comi feito louca toda a gordura de que meu corpo vinha sentindo falta e recuperei o peso. Anos depois, quando descobri a medicina aiurvédica, entendi por que meu corpo havia reagido tão mal à dieta sem gordura. Em primeiro lugar, nossos corpos precisam de gordura para sobreviver. Isso é especialmente verdadeiro no caso do cérebro humano, que é composto por 60 por cento de gordura, o que faz dele o órgão mais gorduroso do corpo. Além disso, meu tipo de mente-corpo aiurvédico é composto por quantidades abundantes de espaço e ar. A ausência de gordura só aumenta esses elementos no corpo e na mente e, no meu caso, causou um desastre.

É muito comum nossos corpos nos darem sinais de desconforto quando fazemos algo que não é saudável para nós. Depois, nossa mente encobre esses sinais com os motivos pelos quais essa coisa seria, na verdade, boa para nós. Mesmo quando na realidade não é. Nesses momentos, estamos ignorando a inteligência natural do nosso corpo.

Assuma a responsabilidade por sua saúde

Um conceito que você deve adotar antes de empreender esta jornada é assumir a responsabilidade por sua própria saúde e bem-estar. Ao comprar este livro, você já deu o primeiro passo. Mas entender plenamente que você influencia de forma direta a sua saúde é fundamental para mudá-la para melhor.

A mudança pela qual você vai passar é de uma mentalidade de vítima para uma de responsável. A primeira é reativa, enquanto a segunda é proativa. Para se curar completamente e viver de maneira mais plena, é essencial abandonar a mentalidade de vítima. Essa mentalidade diz: "Não consigo ficar saudável porque..." ou "Não estou saudável porque meu marido (ou mulher, emprego, mãe e assim por diante) me estressa". Se temos essa mentalidade, sentimos raiva quando as pessoas ao nosso redor não reagem favoravelmente quando ficamos doentes. Minha pergunta para você é: Como você pode esperar que os outros se preocupem mais com a sua saúde do que você mesmo?

Assumir a responsabilidade por sua saúde não significa se culpar. Significa simplesmente assumir o controle. Não espere que seu cônjuge cozinhe refeições saudáveis; em vez disso, vá às compras, use os princípios deste livro e faça você mesmo o jantar. Se não sabe cozinhar, faça um curso de culinária. E não adie o exercício esperando a chegada do próximo pagamento para entrar na academia. Coloque um par de tênis e roupas confortáveis agora mesmo, saia para a rua e caminhe por vinte ou trinta minutos. Sempre existirão desculpas para você não melhorar sua saúde – mais desculpas do que você deve conseguir inventar agora, de cabeça. Mas todos os dias existe um número igual de oportunidades a serem aproveitadas. Quando você faz essa mudança, pode iluminar o caminho para as outras pessoas.

Concentre-se no motivo por que deseja saúde. Deixe que esse desejo seja seu guia e sua motivação. E corra atrás dele. Você é a pessoa que mais se importa consigo mesmo. E, por fim, saiba que essa é uma jornada. Ela pode começar aqui, mas vai durar a vida toda. Então vamos começar!

Exercício:
Seu compromisso consigo mesmo

Aqui ou no seu diário, escreva o compromisso que está assumindo consigo mesmo ao ler este livro. Depois assine e coloque a data, seguindo o exemplo abaixo.

Assumo um compromisso comigo mesmo durante o processo de leitura de *A roda de cura*.

Assinatura:
Data:

CAPÍTULO 1

Uma imersão rápida no aiurveda

Mesmo se um médico tiver muito estudo,
se não entrar no coração do paciente com a chama do amor
e a luz do conhecimento, não há como tratar a doença.
— CHARAKA SAMHITA (texto aiurvédico sagrado)

O aiurveda é um corpo de conhecimento vasto. Alguns já disseram que esse conhecimento é tão vasto quanto o oceano, e que é difícil para um profissional dominá-lo completamente. Vamos começar com o básico que você precisa saber para levar um estilo de vida aiurvédico de maneira fácil.

O que é aiurveda?

O aiurveda é uma medicina de mente e corpo originada na Índia há pelo menos 5.000 anos. O nome vem de duas palavras em sânscrito (antiga língua indiana): *ayus*, que significa "vida", e *veda*, que significa "ciência" ou "conhecimento". Portanto, aiurveda significa literalmente "ciência da vida". Trata-se de um sistema ou ciência médica completa que inclui observação, diagnóstico, tratamento e prevenção de doenças, desintoxicação e rejuvenescimento do corpo, cirurgia e fitoterapia. O aiurveda é considerado um sistema de medicina baseado na consciência porque o profissional busca entender o paciente como um todo antes de recomendar ou administrar tratamento e porque trabalha não apenas com base em observação, mas também intuição. O profissional aiurvédico sabe que o paciente não é constituído apenas de carne e osso, mas é um ser dinâmico com mente, corpo, emoções, alma e espírito. Como afirma Charaka Samhita, o médico precisa entrar no coração do paciente "com a chama do amor". Senão, não tem como ajudá-lo. Acredito que essa frase aponta para aquilo que se perdeu na alopatia, ou medicina ocidental, e que pode ser encontrado na medicina aiurvédica.

Por que o aiurveda e não outra modalidade terapêutica?

O aiurveda abarca tudo. A prática do aiurveda inclui dieta, estilo de vida, rotinas sazonais e diárias, fitoterapia, massagem ou toque terapêutico, desintoxicação do corpo, trabalho energético, prática espiritual através de ioga e meditação, e cirurgia. A filosofia por trás do aiurveda afirma que, se funciona, você deve tentar. Mesmo se aderir aos princípios deste guia, você ainda pode seguir o protocolo de seu médico, tomar os medicamentos prescritos e utilizar outros métodos praticados na medicina alopática.

Outro motivo para escolher o aiurveda é que ele é o sistema mais completo do planeta. Inclui também outras disciplinas, que não tenho espaço para examinar aqui, como astrologia aiurvédica e o estudo de posicionamento de objetos e espaço.

Finalmente, o aiurveda se concentra na prática da medicina preventiva em primeiro lugar. A consciência do corpo, mente e intelecto pode levar você a reconhecer mudanças sutis que ocorrem antes do surgimento total da doença. Reverter mudanças simples no corpo é muito mais fácil do que curar uma doença. Aprender e colocar coisas pequenas em prática vai fazer uma grande diferença na sua saúde.

Equilíbrio versus desequilíbrio

Uma divergência entre a medicina ocidental e o aiurveda é que o aiurveda encara a saúde e a doença como uma questão de equilíbrio e desequilíbrio. Se uma pessoa está equilibrada, ela está saudável, vibrante, enérgica, vigorosa, feliz e motivada, e sua pele e seus olhos brilham. Quando está desequilibrada, ela fica apagada, cansada, letárgica, preocupada, nervosa ou deprimida. Com ou sem sintomas físicos, o aiurveda pode detectar se uma pessoa está desequilibrada e, no futuro, se esse desequilíbrio vai levar a uma manifestação de sintomas e doenças se não for corrigido. Descobrir esse desequilíbrio antes de o paciente adoecer dá ao profissional aiurvédico um pouco mais de espaço para ajudá-lo. As pessoas vão ao médico porque se sentem desconfortáveis. E, se o médico não detectar nenhum sintoma ou anormalidade física, quase sempre manda o paciente para casa exatamente na mesma condição em que ele chegou. Mas o profissional aiurvédico, por meio de observação, palpação e uma série de perguntas, pode facilmente detectar o estado de desequilíbrio e ajudar a trazer a saúde do paciente de volta ao equilíbrio recomendando alterações na dieta ou no estilo de vida, exercícios, ioga, meditação, além de ministrar ajuste emocional ou ervas.

A definição aiurvédica de saúde

Com frequência, pacientes que se dizem completamente saudáveis me consultam. Nos questionários que envio antes da primeira visita, faço perguntas a respeito de sua saúde física e emocional, e eles respondem que estão em "excelente" ou "muito boa" forma. Esses mesmos pacientes podem ser muito obesos ou viciados em álcool, ou podem estar sofrendo de insônia, ansiedade ou alguma outra coisa que os impeça de levar uma vida plena. Ao serem questionados com mais insistência, admitem: "Sim, tenho alguns quilinhos a perder". Ou "Não consigo terminar o dia sem uma bebida". Ou "Faz dez anos que não durmo mais de cinco horas numa noite".

A mudança que vou pedir para você fazer em sua definição de saúde é sair da típica mentalidade ocidental – "Se não tenho sintomas, estou saudável" – para uma definição aiurvédica – "Saúde é uma integração de minha mente, emoções, alma, espírito, corpo físico e propósito de vida". Pode ter certeza de que, se um desses elementos estiver desequilibrado, todos estarão desequilibrados. Nos próximos capítulos, você vai aprender a reconhecer quando está desequilibrado e descobrir que tem as ferramentas para recuperar a verdadeira saúde.

Os mahabhutas: Os grandes elementos

Quando o aiurveda estava dando seus primeiros passos, sábios conhecidos como rishis, ou videntes, observavam as pessoas e a natureza. O que notavam era que as pessoas reagiam de maneiras diferentes a estímulos iguais. Por exemplo, se você entra numa sala com um amigo, pode ficar morrendo de frio enquanto seu amigo reclama que está quente demais. Ou, se você e seu cônjuge saem sob a luz forte do sol, ele ou ela pode precisar colocar imediatamente os óculos de sol para apreciar a paisagem, enquanto você gosta de deixar que o sol banhe seu rosto. Essas diferenças, notaram os rishis, aconteciam porque cada pessoa tem uma dinâmica única, um tipo de mente-corpo diferente com base nos cinco elementos onipresentes. Esses cinco elementos são espaço (akasha), ar (vayu), fogo (tejas), água (jala) e terra (prithivi). Em sânscrito, esses elementos são chamados de mahabhutas, ou "grandes elementos" e influenciam todos os outros. Os cinco elementos compõem os três doshas principais, ou tipos de mente e corpo, no aiurveda.

Introdução aos doshas

Os três doshas principais, ou tipos de mente e corpo, são Vata, Pitta e Kapha. O princípio Vata é composto pelos elementos espaço e ar. "Espaço" significa o vasto espaço aberto, ou éter, mas também o espaço em um cômodo, numa caixa ou entre as suas células. Para o ar se mover e circular, ele precisa de espaço. Por isso esses dois elementos atuam em harmonia juntos. O princípio Pitta é composto dos elementos fogo e água, que, juntos, têm qualidades transformadoras. E o princípio Kapha é composto de água e terra. Esses elementos existem em todo o nosso planeta e no universo, em quantidades variadas. Como somos parte do planeta e do universo, os elementos também existem dentro de nós.

Cada pessoa tem todos os três doshas em sua constituição de mente e corpo. Mas a proporção de doshas é diferente em cada um. Normalmente, existem tendências gerais na composição dóshica em famílias, se os genes forem compartilhados. Mas, às vezes, isso não é verdade, visto que o ambiente, a localização geográfica, a data, o tempo e a época do nascimento influenciam o prakruti, ou verdadeira natureza, da pessoa.

Para determinar seu prakruti, faça o teste de tipo de mente-corpo a seguir. Ao avaliar cada uma das afirmações, pense em como agiu, reagiu ou foi durante toda a sua vida. Se uma afirmação foi verdade em algum ponto do tempo ou durante determinados períodos de sua vida, decida o grau de precisão que ela descreve você, em média. O teste só vai proporcionar informações precisas se você for sincero consigo mesmo. Os resultados o guiarão no caminho para melhorar sua saúde e retornar ao que é um estado de equilíbrio natural para você.

Teste aiurvédico do tipo de mente-corpo

Avalie o grau em que cada uma das afirmações a seguir se aplica a você, em média, em toda a sua vida. Se uma afirmação não se aplicar a você de maneira alguma, marque 0. Se for totalmente você, marque 5. Marque 1 ou 2 se ela raramente descreve você; 3 se ela se aplicar em parte do tempo; e 4 caso se aplique na maior parte do tempo.

SEÇÃO I

1. Sempre tive um físico magro. Não ganho peso com facilidade.	0	1	2	3	4	5
2. Ando rápido. Sempre estou na frente do grupo.	0	1	2	3	4	5
3. Fico nervoso ou ansioso com facilidade.	0	1	2	3	4	5
4. Como rápido e minha família diz que eu deveria comer mais devagar.	0	1	2	3	4	5
5. Minha mente é muito criativa.	0	1	2	3	4	5
6. Aprendo as coisas rapidamente, mas também as esqueço rapidamente.	0	1	2	3	4	5
7. Gosto de andar de um lado para o outro enquanto falo ao telefone.	0	1	2	3	4	5
8. Quando eu era criança, diziam que eu era muito agitado.	0	1	2	3	4	5
9. Constipação intestinal costuma ser um problema para mim.	0	1	2	3	4	5
10. Minha mente é muito ativa e às vezes inquieta.	0	1	2	3	4	5
11. Quando há um conflito, costumo me perguntar: "O que eu fiz de errado?".	0	1	2	3	4	5
12. Se eu ficasse sozinho, comeria e dormiria em horários diferentes todos os dias.	0	1	2	3	4	5
13. Fico entediado facilmente se não me mexer o tempo todo.	0	1	2	3	4	5

14. Quando entro num cômodo, é comum sentir que está frio demais.	0	1	2	3	4	5
15. Vivo com a pele seca e áspera.	0	1	2	3	4	5
16. O tempo frio e com vento me deixa mais incomodado que a maioria das pessoas.	0	1	2	3	4	5
17. As pessoas me acusam de ter a "cabeça nas nuvens".	0	1	2	3	4	5
18. Meus amigos dizem que sou muito falante.	0	1	2	3	4	5
19. Meu sono é leve, tenho dificuldade de pegar no sono ou tenho um sono agitado.	0	1	2	3	4	5
20. Gosto de começar projetos, atividades ou passatempos novos, mas tenho dificuldade de dar prosseguimento a eles.	0	1	2	3	4	5

PONTUAÇÃO TOTAL DA SEÇÃO I: _____

SEÇÃO II

1. Meus olhos são sensíveis ao sol.	0	1	2	3	4	5
2. Tenho uma constituição mediana, um porte mediano.	0	1	2	3	4	5
3. Meu apetite é grande. Se quiser, consigo comer em grandes quantidades.	0	1	2	3	4	5
4. Não gosto de perder tempo.	0	1	2	3	4	5
5. Tenho um forte desejo por aprender coisas novas.	0	1	2	3	4	5
6. Meus dias são planejados. Gosto de seguir uma programação.	0	1	2	3	4	5
7. Quando como demais ou fico triste, é comum sofrer refluxo ácido, azia ou queimação no estômago.	0	1	2	3	4	5

8. Muita gente me acha teimoso.	0	1	2	3	4	5
9. Nas minhas ações, sou preciso e ordenado.	0	1	2	3	4	5
10. Gosto de ver as coisas no seu devido lugar.	0	1	2	3	4	5
11. Quando há um conflito, me pergunto por que as pessoas não conseguem ver as coisas como eu vejo.	0	1	2	3	4	5
12. Se não como minhas refeições na hora, fico mal-humorado e irritadiço.	0	1	2	3	4	5
13. Gosto de ficar ao ar livre. É o que me alegra.	0	1	2	3	4	5
14. É comum eu achar um cômodo quente demais.	0	1	2	3	4	5
15. Tenho tendência para acnes, urticária e erupções de pele, ou tenho vermelhidão cutânea.	0	1	2	3	4	5
16. É comum eu ter fezes moles ou movimento intestinal mais de uma vez ao dia.	0	1	2	3	4	5
17. Sinto raiva facilmente, mas logo esqueço.	0	1	2	3	4	5
18. Meus amigos me consideram intenso.	0	1	2	3	4	5
19. Comida apimentada irrita meu estômago.	0	1	2	3	4	5
20. Quando quero alguma coisa, fico determinado para consegui-la.	0	1	2	3	4	5

PONTUAÇÃO TOTAL DA SEÇÃO II: _____

SEÇÃO III

1. As pessoas dizem que tenho "ossos largos".	0	1	2	3	4	5
2. Ando devagar. Não entendo por que as pessoas precisam ter pressa o tempo todo.	0	1	2	3	4	5
3. Se tenho muito estresse na minha vida, não quero lidar com ele.	0	1	2	3	4	5
4. Como devagar. Sou o último a terminar à mesa.	0	1	2	3	4	5
5. Levo mais tempo do que os outros para aprender as coisas, mas nunca esqueço o que aprendi.	0	1	2	3	4	5
6. Ganho uns cinco quilos só de olhar para uma fatia de bolo.	0	1	2	3	4	5
7. Gosto de me aconchegar no sofá com um bom livro e ficar horas sem me mexer.	0	1	2	3	4	5
8. Gosto de dormir, especialmente de manhã. Não me considero uma pessoa matinal.	0	1	2	3	4	5
9. Minha digestão é lenta. Sinto-me pesado depois das refeições.	0	1	2	3	4	5
10. Prefiro assistir a esportes na TV do que participar de atividades esportivas.	0	1	2	3	4	5
11. Quando há um conflito, quero deitar na cama e esquecer o que aconteceu.	0	1	2	3	4	5
12. Não entendo pessoas que dizem que não estão com fome. Se tiver comida na minha frente, eu quero comer.	0	1	2	3	4	5
13. Preciso de pelo menos oito horas de sono para me sentir confortável no dia seguinte.	0	1	2	3	4	5

14. Climas frios e úmidos me incomodam.	0	1	2	3	4	5
15. Acho que sou afetado pelo transtorno sazonal.	0	1	2	3	4	5
16. Não gosto muito de mudança. Gosto que as coisas fiquem iguais.	0	1	2	3	4	5
17. Meus amigos e minha família dizem que sou afetuoso e um bom ouvinte.	0	1	2	3	4	5
18. Tenho problemas com muco, fleuma em excesso ou problemas sinusais e de alergias crônicos.	0	1	2	3	4	5
19. Tive problemas de peso durante a maior parte da vida.	0	1	2	3	4	5
20. Sou lento e metódico em todas as minhas ações.	0	1	2	3	4	5

PONTUAÇÃO TOTAL DA SEÇÃO III: _____

Pontuações totais e os doshas

Transfira as pontuações totais de cada seção para as lacunas abaixo. Em seguida, determine qual dos três é sua pontuação mais alta, e cheque a lista de possíveis tipos de mente-corpo para encontrar o dosha correspondente. Se sua pontuação mais alta for maior que 85 pontos, é provável que você tenha apenas um tipo de dosha. Se sua segunda pontuação for próxima da primeira e pelo menos 10 pontos acima da terceira, você tem dois tipos de dosha. Por exemplo, se você pontuou 73 para a seção I, 54 para a seção II e 27 para a III, você seria um Vata-Pitta. Apenas em casos raríssimos alguém é tridóshico – ou seja, tem um tipo de mente-corpo composto por quantidades iguais de todos os três doshas.

Pontuação da seção I: _____ Vata
Pontuação da seção II: _____ Pitta
Pontuação da seção III: _____ Kapha

Os tipos possíveis de mente-corpo:

Vata	Vata-Pitta	Pitta-Kapha
Pitta	Vata-Kapha	Kapha-Vata
Kapha	Pitta-Vata	Kapha-Pitta

O objetivo desse teste é identificar seu estado natural de ser, e não procurar equilibrar todos os três doshas em você ou decidir quais características você pode gostar. Quando uma pessoa está em equilíbrio, ela possui todas as características positivas de todos os doshas. Por exemplo, um tipo Kapha é naturalmente confiável e fiel. Isso não significa que uma pessoa Pitta ou Vata não possa ter essas qualidades também. Significa apenas que confiabilidade e fidelidade são mais fáceis para um tipo Kapha e que, quando equilibrados, os tipos Pitta e Vata também tendem a estar alinhados com essas características positivas. No entanto, quando uma pessoa está desequilibrada, ela costuma demonstrar primeiro as qualidades negativas do dosha dominante; se a condição continuar, também surgem as características negativas dos outros doshas. Voltando ao exemplo de uma pessoa Kapha (que é naturalmente confiável e fiel), o resultado negativo de um Kapha desequilibrado é ficar possessivo e ganancioso. E, se o desequilíbrio continuar, a posse pode se transformar em raiva, que é um desequilíbrio normal de Pitta, ou ansiedade, que é um desequilíbrio normal de Vata.

Depois que determinar seu tipo de mente-corpo, ou prakruti, leia a descrição de cada dosha. Tenha em mente que cada dosha representa um exemplo clássico desse tipo de mente-corpo e pode se aplicar a você apenas em parte. É comum ver várias características do seu dosha dominante em você, algumas características de seu dosha secundário e talvez uma ou duas do dosha que você marcou menos pontos.

Dosha Vata: O princípio do vento

Com um dosha composto de espaço e ar, a pessoa Vata é magra, leve e tem traços angulares. Imagine as qualidades do espaço: vasto, aberto, infinito e frio; e as qualidades de ar: móvel, fresco, mutável, imprevisível, irregular, seco. Um tipo Vata tem essas características em seu corpo e sua mente. Os Vatas são rápidos. Movem-se rápido, falam rápido, andam rápido. Pensam e aprendem rápido, mas também esquecem rápido. Os Vatas se animam facilmente, envolvendo-se em várias atividades e na última moda. São divertidos, criativos, comunicativos e ousados. Assim como o vento, ficam um tempo, e depois passam para o próximo lugar. O tipo Vata é jovem, risonho, brincalhão, divertido e espirituoso. Mas também pode ser imprevisível e pouco confiável. Muitas vezes, são acusados de ter a "cabeça nas nuvens". Os Vatas resistem à rotina, ainda que precisem dela, e às vezes se esquecem de comer ou dormir. É típico de um Vata começar um projeto e não terminar, trocar de emprego ou de relacionamento com frequência, e gastar dinheiro com trivialidades.

Quando em equilíbrio, os Vatas atraem as pessoas por sua energia ilimitada. Mas, quando fora de equilíbrio, sofrem de ansiedade, ataques de pânico, perda de peso, constipação intestinal, pele e olhos secos, dores e medo.

Dosha Pitta: O princípio do fogo

À primeira vista, fogo e água parecem qualidades opostas, mas eles atuam juntos para transformar uma coisa em outra. Por exemplo, quando você faz um bolo, mistura ingredientes secos e úmidos. Ao terminar de misturá-los, obtém uma massa grossa, úmida e mole. Ingredientes que contribuem para a umidade da massa costumam incluir ovos, água e óleo. Em seguida, você coloca a mistura numa fôrma e leva ao forno para assar; 45 minutos depois, você tem seu bolo. Mas, se vasculhasse o bolo em busca dos ovos, da água ou do óleo, não encontraria nada. O motivo é que o "fogo", ou forno no caso, transformou os ingredientes em outra coisa. Esse é o efeito transformador de Pitta.

Os tipos Pitta têm uma constituição mediana, olhos bonitos e olhar penetrante e um brilho saudável na pele. É típico dos Pittas querer as coisas em ordem, ser perfeccionista em relação aos detalhes e não gostar de perder tempo. Um Pitta é movido pelo aprendizado, pela aquisição de novas habilidades. Ele gosta de reunir fatos e compartilhar o conhecimento com todos que queiram ouvir. Para os outros, os Pittas são interessantes, atraentes, articulados e intensos.

Fisicamente, os Pittas são como cabras. Conseguem comer tudo que quiserem e costumam ficar bem, graças a uma forte chama digestiva. Mas também tendem a abusar de sua excelente digestão comendo em excesso ou comendo muitos alimentos apimentados ou frituras, que intensificam o Pitta.

Quando estão equilibrados, os Pittas são fortes líderes, amantes apaixonados, bons professores e bonitos. Mas, quando um Pitta está desequilibrado, ele cospe fogo, criticando e julgando tudo em seu caminho. É irritadiço, desagradável e franze muito as sobrancelhas. Pode ter indigestão ácida ou intestinos irritáveis, além de dificuldade de digerir qualquer tipo de alimento. Sua pele fica vermelha de raiva e vive rachando.

Dosha Kapha: O princípio da terra

Composto de terra e água, que juntos criam a lama, o Kapha é lento, úmido, frio, denso, viscoso, compacto e pesado. Um tipo Kapha tem uma constituição grande, ossos largos, e mais gordura sob a pele do que os outros tipos de dosha. Tem olhos grandes e carinhosos, e bochechas rosadas. Kaphas se movem como tartarugas. Andam devagar, falam devagar, pensam e processam as coisas devagar, e não se preocupam muito. É típico de Kapha resistir à mudança, gostar de rotina, e ser metódico e afetuoso. Para os outros, os Kaphas são pé no chão, constantes, amorosos e confiáveis, e excelentes ouvintes. Kaphas têm dificuldade para entender por que gostam tanto de comer e ganham peso com facilidade. Quando equilibrados, os Kaphas são a fundação sólida de uma família ou empresa. Mas, fora de equilíbrio, o Kapha ganha peso, recusa-se a sair do sofá, acumula tralhas, fica possessivo em relacionamentos e apresenta excesso de muco no corpo. Embora todos os três tipos de mente-corpo corram o risco de sofrer de depressão quando se desequilibram, um tipo Kapha é o que fica deprimido mais rápido, especialmente no fim do inverno.

Interpretando seu tipo de mente-corpo

É importante entender alguns fatos sobre seu tipo de mente-corpo para ajudar a se curar. Doshas diferentes reagem a tratamentos diferentes e, ao saber que dosha está ou tem chances de estar desequilibrado, você vai saber que direção tomar. Por exemplo, se sofreu constipação intestinal crônica durante boa parte da vida ou se a constipação vira um problema em épocas de estresse ou viagem, preste atenção ao dosha Vata para se reequilibrar. Mas, se tem refluxo ácido como resultado de comer demais, comer quando fica mal ou comer alimentos apimentados, você precisa reequilibrar seu Pitta.

Como temos todos os três doshas dentro de nós, é possível sofrer um desequilíbrio em qualquer um deles. Por exemplo, suponhamos que você tenha uma constituição Vata e é inverno na sua região. Você quebrou a perna e está de repouso no sofá há semanas. Está frio, você está mal porque não consegue se mover (tipos Vata não ficam bem

Uma imersão rápida no aiurveda

quando não conseguem se mexer) e anda comendo demais para tentar se consolar. Depois que se recupera da perna quebrada, descobre que fica cansado a maior parte do tempo, tem vontade de dormir de manhã e ganhou cinco quilos. Graças a essa situação, estação e circunstâncias, você, como Vata, está sofrendo um desequilíbrio Kapha agora. Nesse caso, o ideal seria equilibrar o dosha Kapha.

Em muitas consultas, me perguntam: "Meus doshas podem mudar ao longo da vida?". A resposta é: seu prakruti não muda, seu vikruti sim. Seu prakruti é a genética que lhe foi dada no momento de sua concepção. Assim como seria difícil mudar permanentemente a cor dos seus olhos, é impossível mudar seu prakruti. No entanto, já vi pacientes tão terrivelmente desequilibrados que pareciam ter um prakruti, mas, depois de perguntas detalhadas, descobri que sua verdadeira natureza era completamente diferente.

O vikruti é o seu estado atual. Muitas vezes, é seu estado de desequilíbrio. Estamos alternando constantemente entre equilíbrio e desequilíbrio. Se levamos um estilo de vida saudável segundo nossos doshas e os princípios aiurvédicos, permanecemos relativamente equilibrados na maior parte do tempo. No entanto, se continuamos a ignorar os sinais do nosso corpo, comer tudo que nos der na telha e levar um estilo de vida sedentário ou abusar de substâncias, vamos continuar a nos tirar do equilíbrio. Doenças não surgem da noite para o dia. Podemos achar que sim, mas mudanças sutis ocorrem ao longo dos dias, meses, anos e décadas.

A pergunta em sua mente agora deve ser: "Bom, que dosha devo equilibrar?". Por uma questão de simplicidade, é melhor começar equilibrando seu dosha dominante, o dosha em que obteve mais pontos. Equilibrar o prakruti de uma pessoa, especialmente quando existe doença, pode ser uma questão complicada, e é mais bem realizado sob a orientação de um profissional aiurvédico. Mas posso garantir que, se aplicar os princípios deste livro, a sua saúde vai melhorar de maneira exponencial. E, depois que estiver convencido do método, você pode buscar um profissional aiurvédico na sua região para problemas de saúde mais complexos.

Em *A roda de cura*, descrevo doshas individuais quando agravados e explico que eles devem ser apaziguados. Preste atenção aos seis estágios da doença, descritos nas páginas a seguir, para entender o conceito de como ela se desenvolve. Isso pode ser completamente novo e estranho para você, como um leitor ocidental, mas lembre-se: essa é a sabedoria das eras. Esse conhecimento, passado adiante por gerações e milênios, é seguro. E, depois que você entender como o aiurveda funciona, vai fazer todo o sentido.

Os seis estágios da doença

Estágio 1. Acúmulo

Ao se focar no seu tipo de mente-corpo, siga este conselho: você não precisa de mais do que já tem. Um Pitta tem uma quantidade significativa de fogo e água em sua constituição. Assim, ao aumentar os elementos fogo e água, você intensifica o dosha Pitta. *Acúmulo* significa que um dosha aumentou em determinada região do corpo, em geral numa área onde esse dosha normalmente se localiza. Por exemplo, Vata está presente no cólon. Por isso, quando os elementos de ar e espaço se acumulam lá, ele aumenta de quantidade nessa região do corpo. Como o ar e o espaço já são muito abundantes no cólon, quantidades maiores podem agravá-lo.

Estágio 2. Agravamento

O acúmulo do dosha começa a distorcer a função normal da região que ele ocupa. No exemplo do cólon, uma pessoa com mais elementos de ar e espaço pode começar a sofrer inchaço ou desconforto abdominal, mas não entende direito a causa disso.

Estágio 3. Disseminação

O dosha agravado começa a se espalhar para fora de sua zona normal. Para continuar com nosso exemplo, a pessoa pode começar a sentir excesso de gases e ter uma sensação de desconforto geral no abdome, menos apetite e fadiga.

Estágio 4. Localização

O dosha em expansão começa a se estabilizar numa área do corpo que já apresenta alguma fraqueza, como o local de uma lesão prévia, um ponto onde a pessoa sofreu cirurgia ou algum outro lugar vulnerável. Por isso, agora, a pessoa com o excesso de Vata no cólon pode sofrer gases e constipação intestinal e também dor cervical.

Estágio 5. Manifestação

Se os sintomas no estágio 4 forem ignorados, eles serão exacerbados e agravados em determinado espaço corporal. Por exemplo, se o Vata agravado subir para o cérebro, o desequilíbrio pode se manifestar como um ataque de pânico.

Estágio 6. Ruptura

Neste estágio, se o desequilíbrio não for corrigido, surge a doença completa. Ela pode ser um ataque agudo repetido (como um ataque de pânico, de asma ou de coração), uma doença crônica (lúpus, fibromialgia, doença cardíaca) ou uma ruptura total de todos os doshas, como é o caso do câncer.

Segundo o modelo aiurvédico, um médico ocidental só conseguiria detectar uma anormalidade no quarto ou quinto estágio. A essa altura, as sementes da doença já foram plantadas e estão crescendo há algum tempo. Muitas vezes, um paciente vai ver um médico no estágio 3 ou no início do estágio 4 com queixas de fadiga, desconforto e uma sensação geral de "mal-estar". Um médico ocidental vai ter dificuldade para apontar a origem da doença. Ele pode fazer algumas perguntas e exames e, se todos derem resultados "normais", vai descartar a queixa alegando que se trata de uma virose ou pode até receitar um antidepressivo ou algum outro medicamento para melhorar o humor. Por favor, não me entenda mal. Não estou culpando a comunidade médica, de maneira alguma. Os médicos salvaram minha vida diversas vezes. Eu era uma criança muito doente e continuei doente na juventude. E é graças à medicina ocidental que estou aqui hoje. Mas esse modelo só considera a cura até determinado ponto. Os médicos simplesmente não têm as ferramentas para ver o quadro geral. No entanto, não foi sempre assim.

Exemplos de médicos do começo do século XX mostram que, graças ao caráter íntimo das cidadezinhas e da vida doméstica, os médicos conheciam seus pacientes pessoalmente. A relação pessoal do médico não apenas com o paciente, mas também com a família, os amigos e os vizinhos ampliava suas capacidades de cura. Os médicos daquele tempo visitavam a casa do doente, observavam o ambiente e sabiam o que mais estava acontecendo na vida dele. E, como a intimidade ajuda a aperfeiçoar as habilidades intuitivas de uma pessoa, os médicos também eram mais intuitivos. Eles não tinham a variedade de medicamentos que temos hoje, portanto precisavam se basear em pouco mais do que bom senso, compreensão, observação e relacionamento.

Avancemos para os dias de hoje. Os médicos são dominados pelas seguradoras de saúde, pelos planos caros e dominados por negligência médica e pelas exigências financeiras de grandes práticas médicas que eles têm em comum com os outros profissionais da saúde. Todos estão sob a pressão de atender um número enorme de pacientes por dia e não podem se dar ao luxo de conhecê-los de forma íntima. Afinal, como podem conhecer bem um paciente num intervalo de até quinze minutos? Além disso, na escola de medicina, os estudantes não aprendem compaixão e não recebem ferramentas para desenvolver uma relação com o paciente. A maioria faz apenas uma matéria de nutrição e estilo de vida, que pode até ser optativa. Na maioria dos casos, aprendem sobre patologias. Sabem diagnosticar e tratar doenças. Deixe-me dar um exemplo de minha própria experiência.

Depois de duas cirurgias para câncer de tireoide, além de terapia com iodo radioativo, comecei a me sentir triste. Ficava extremamente cansada, desmotivada, nervosa, confusa, medrosa e com ataques de pânico – para citar só alguns dos sintomas. Todos eles podem ser sinais de hipotireoidismo. Fui ao meu endocrinologista e expliquei os sintomas. Ele fez alguns exames e anunciou que todos voltaram normais e que não havia nada de errado comigo. Depois de ver os sintomas aumentarem e passar por outros dois médicos que me falaram que meus problemas estavam todos na minha cabeça, fui me consultar com o dr. Leonard Wisneski, um endocrinologista com experiência em fitoterapia, acupuntura e tratamento holístico. O dr. Wisneski entrou no consultório e abriu os braços para me abraçar. Depois do abraço apertado, colocou a pasta de lado e perguntou: "Então, o que está acontecendo?". Ele ouviu com atenção enquanto eu abria meu coração para ele e respondeu: "Você não está maluca. Está sofrendo síndrome de estresse pós-traumático e provavelmente está com uma carência nutricional e sob o medicamento errado para a tireoide". Eis o que ele fez certo:

1. Ele me tratou como um ser humano, e não apenas como uma paciente, ao me abraçar.
2. Ele me ouviu com atenção.
3. Ele acreditou no que eu estava lhe contando.

4. Ele me assegurou que o que eu estava lhe contando sobre minha saúde era correto.
5. Ele me disse que havia uma solução.
6. Ele ofereceu uma solução multifacetada que não tratava apenas os meus sintomas.

Assim como Charaka Samhita diz que um médico deve fazer, o dr. Wisneski entrou no coração de sua paciente. Na doença, existe uma quantidade enorme de medo. Se, através da compaixão, um médico consegue dissipá-lo, os sintomas melhoram. Mas ele também deve ter ferramentas além de receitar medicamentos e intervenções médicas.

Um médico ou profissional aiurvédico pode detectar uma doença no estágio 1, muito antes do surgimento dos sintomas. Numa consulta aiurvédica, o profissional vai fazer recomendações a fim de equilibrar os doshas – por meio de estilo de vida, nutrição, meditação, ioga e outras formas de exercício regular. São medidas preventivas que evitam o agravamento do dosha e reprimem quaisquer sintomas.

Criando um plano de sintomas

O tipo de sintomas que podem surgir são específicos a determinado tipo de mente-corpo. Por exemplo, em algum ponto da vida, tipos Vata vão sofrer gases, inchaço, constipação intestinal, nervosismo, mente acelerada, ansiedade, ataques de pânico, perda de apetite, sono agitado, perda de peso e medo. Sendo Vata, é inevitável. Vatas saudáveis vão sofrer esses sintomas com menos frequência, enquanto Vatas não saudáveis vão sofrer com mais frequência.

Tipos Pitta costumam sofrer hiperacidez, refluxo ácido, diarreia, acne, vermelhidão na pele, erupções na pele, sensibilidade nos olhos, úlceras, cancros, apetite voraz, náusea, raiva, irritabilidade, impaciência, autocrítica e crítica aos outros.

Tipos Kapha costumam sofrer letargia, ganho de peso, inércia, acúmulo de tralhas, depressão leve a moderada, preguiça, retenção de líquidos, sinusite ou sintomas de alergia, asma e bronquite crônica e chiado no peito.

Separe alguns minutos para anotar os sintomas que se manifestam com mais frequência na sua vida. Se não tiver certeza, feche os olhos e dê uma volta na estrada de sua memória até sua primeira lembrança de infância, e em seguida vasculhe sua história de vida. Você vai notar alguns padrões em você. Saber se seus sintomas são mais típicos de Vata, Pitta ou Kapha vai ajudá-lo a se reequilibrar.

Exercício: Identifique seus sintomas típicos

Meus sintomas típicos no decorrer da vida são:

Sintomas que tenho sofrido nos últimos noventa dias:

√ Checklist da saúde

Introdução ao aiurveda

- ☐ Avalie sua saúde física e mental hoje. Você acha que sua saúde está mal, razoável, boa, muito boa ou excelente?
- ☐ Faça o teste e determine seu tipo de mente-corpo aiurvédico.
- ☐ Leia as descrições dos doshas e determine qual reflete mais quem você é hoje.
- ☐ Crie uma lista de sintomas típicos, incluindo todos que já apareceram no decorrer de sua vida.

CAPÍTULO 2

A roda inteira

Vivendo seu darma, ou propósito de vida

*Seu propósito na vida é encontrar seu propósito,
e entregar todo o seu coração e alma a ele.*
— BUDA GAUTAMA

Como uma pessoa que lê as cem primeiras páginas de muitos livros e nunca chega ao fim, estou começando pelos aspectos mais importantes deste programa. Se você não aprender mais nada com este livro, guarde o seguinte: você tem um propósito nesta vida. Como eu sei? Você está aqui, oras. Esse propósito foi escrito no seu coração antes do seu nascimento. Seu trabalho é encontrá-lo e vivenciá-lo.

Antes que você atire esse livro pela sala, em frustração, fique comigo por mais este capítulo. Sei que talvez você não faça ideia de qual seja seu propósito na vida. Ou talvez você até tenha uma ideia, mas não saiba como segui-lo. Ou você pode até conhecer o seu propósito, mas está preso numa situação sem saber como – ou se um dia conseguirá – alcançá-lo. Juntos, vamos explorar cada um desses cenários e ajudar você a descobrir como se aproximar do seu darma. Mas antes deixe-me explicar por que o darma é tão importante.

A importância do darma

Tudo na existência tem um darma. Todas as células do seu corpo têm um darma. Um glóbulo vermelho nunca tentaria se transformar numa célula cerebral, assim como uma árvore nunca tentaria se transformar numa flor. Células cancerígenas se manifestam quando as células normais "esquecem" seu propósito.

Acredito firmemente que a maioria das doenças tem origem quando não seguimos nosso propósito na vida. Quando estamos vivendo fora de sincronia com o que deveríamos estar fazendo, nosso corpo sente isso. Por um tempo, podemos ignorar nosso propósito; no entanto, mais cedo ou mais tarde, o corpo vai reclamar para tentar chamar nossa atenção. Se dermos ouvidos a ele, são grandes as chances de curá-lo. Se continuarmos a ignorar os sinais, o provável é que aconteça uma destas coisas: ou a doença se tornará terminal ou a medicina moderna vai nos auxiliar por um tempo e vamos sofrer uma recaída depois. Idosos que encontram um propósito maior para servir depois da aposentadoria são um exemplo de como o senso de propósito dá aos nossos corpos mais força e saúde. Estudos mostram que pessoas mais velhas com problemas de saúde que têm um jardim ou um animal de estimação para cuidar se tornam mais saudáveis.[1] Essa realidade pode parecer dura, mas é verdade: se você não tem um propósito superior, vai morrer antes do que aqueles que têm.

Tive uma paciente que estava passando por um tratamento para câncer de mama. Ela foi diagnosticada duas semanas depois de sua aposentadoria. Durante um ano, passou por cirurgia, quimioterapia e radioterapia. Eu a conheci alguns meses depois do início de seu tratamento e passamos a nos ver toda semana. Depois de alguns meses comigo, ela me contou sobre um enorme projeto que estava começando com sua irmã para servir à humanidade. Com um brilho nos olhos, disse: "Muita coisa boa surgiu da minha experiência com o câncer. Eu e minha irmã não éramos próximas e, agora, nos falamos todo dia. Eu não sabia o que fazer depois de me aposentar, e agora tenho esse projeto". As chances de que ela vá se curar permanentemente do câncer são altas. Entre outras mudanças que realizou em sua vida, ela encontrou um novo propósito.

O darma é o impulso interno, o toque nas cordas do coração que leva você a viver uma vida mais plena. Uma pessoa pública que claramente demonstra viver em darma é Diana Nyad. Recentemente, ouvi sua história no National Public Radio e fiquei tocada por sua tenacidade, paixão e energia. Nyad é a mulher que, em 2013, aos 64 anos, nadou de Havana, em Cuba, a Key West, na Flórida, sem uma gaiola de tubarão, em 53 horas, percorrendo um trajeto de 165 quilômetros. Essa não foi a primeira tentativa de Nyad de fazer esse percurso específico, mas sua quinta tentativa no decorrer de 35 anos. Ela começou o treinamento para sua tentativa mais recente em 2010 e, quando um jornalista lhe perguntou por que ela estava fazendo isso, ela respondeu: "Porque eu queria provar para outras pessoas de 60 anos que nunca é tarde demais para seguir seus sonhos".[2]

O seu darma vai fazer você viver, aconteça o que acontecer. Atrasos e obstáculos vão surgir no caminho. Mas, se você realmente estiver vivendo seu propósito, você se tornará imbatível.

Definição de darma

Você já chegou a uma encruzilhada na vida, tendo atingido muitos de seus grandes objetivos, mas reconhecendo que está infeliz e que algo precisa mudar? Já se formou, encontrou o amor da sua vida, teve filhos, comprou um carro, uma casa e uma casa de férias e, então, num momento de pânico, olhou ao redor, descontente, e se perguntou "E agora?"?

Ao longo da vida, é comum nos perguntarmos "Por que estou aqui?", "O que eu deveria estar fazendo?" ou "E agora?". Muitas vezes, fazemos essas perguntas em relação a uma carreira, opção de estudo ou objetivo. Na maioria das vezes, a pergunta está ligada ao resultado financeiro que esperamos obter quando tivermos atingido uma meta ou realização. Infelizmente, a maioria de nós pensa no darma, ou propósito, como sendo algo grande – como se tornar um astro de cinema ou herói esportivo. Mas não precisa ser algo assim tão grandioso.

A palavra *darma*, embora de difícil tradução, pode significar "dever justo" ou "caminho virtuoso". Por exemplo, o darma de um pássaro é voar, o de uma vaca, produzir leite e o de uma abelha, fazer mel. É seu dever viver de acordo com o seu darma. E, quando isso acontece, você está vivendo em harmonia com a natureza e o cosmo.

Estar em harmonia com o universo permite que você sinta a vida fluir. É como se você seguisse tranquilamente rio abaixo, em vez de viver lutando contra a corrente. Todos temos momentos em nossas vidas em que estávamos "no fluxo" ou "vivendo nosso propósito". Lembre-se da primeira vez em que se apaixonou e foi retribuído. Durante semanas, talvez meses, você ficou flutuando nas nuvens, fora do tempo, e não fazia diferença como estava o clima ou quem ofendia você. Você estava apaixonado. O mundo inteiro poderia desmoronar e, desde que você estivesse com a pessoa amada, isso não importava. O amor é o darma de todos; quando você está apaixonado, tem um propósito. Então quer dizer que devemos sair por aí com corações e cupidos o dia todo? Isso pode ser interessante, mas também pode ficar meio chato depois de um tempo. Todos sabemos que a sensação de paixão não costuma durar para sempre. Mas essa é a ideia.

Outros momentos de fluidez que você pode ter vivenciado incluem fazer o gol da vitória no jogo final da temporada, assar o bolo perfeito, olhar nos olhos do seu bebê pela primeira vez ou conduzir um coro em uníssono. São as experiências que o psicólogo Abraham Maslow, no livro *Religions, Values, and Peak-Experiences* [Religiões, valores e experiências de pico] (1964), chamou de "experiências de pico". Uma experiência de pico é quando o tempo para, você fica completamente absorvido no momento presente e tudo que faz é fácil. Você sente felicidade e tranquilidade, e reconhece que é o momento certo.

Você pode ter muitos propósitos na vida. O seu propósito pode mudar com o tempo ou se desenvolver de uma forma que você nunca imaginou. O darma não precisa ser grandioso ou sério. Viver seu darma pode ser criar os filhos, ser bancário, construir casas ou recolher lixo. Se seu trabalho é agradável, se tem amor pelo que faz e se está a serviço da humanidade, então está em darma. Outros indícios de que encontrou seu darma incluem uma leveza no corpo, uma alegria ou felicidade ao acordar de manhã ou uma sensação de que o tempo voa. Aposto que você já ouviu a expressão "O tempo voa quando a gente está se divertindo". Quando se está em darma, o seu trabalho é a diversão. Observe crianças brincando e você vai notar que, quando uma mãe tenta tirar o filho de uma brincadeira altamente criativa, a criança vai reclamar. Isso é porque ela está absorvida no momento presente. Ela está em darma. A dra. Maria Montessori, primeira mulher médica italiana e criadora do método de ensino Montessori, afirmou: "A brincadeira *é* o trabalho da criança". Podemos aprender muito sobre viver em darma com as crianças.

Vivemos num mundo de campeões em tudo. A sociedade ocidental nos ensina que, para ser bem-sucedido, devemos conseguir boas notas, tocar um instrumento, destacar-se num esporte, ser presidente de um clube ou associação, frequentar uma universidade de qualidade, receber o melhor salário numa grande empresa, comprar uma casa imensa e dirigir um carro caro. E a lista continua. Deu para entender? Eu moro no norte da Virgínia, nos Estados Unidos, onde a competição é feroz, especialmente entre os jovens. Há um colégio famoso por sua excelência acadêmica em ciência e tecnologia. É uma escola pública, mas os alunos precisam se candidatar para entrar. Em 2011, mais de 3.000 alunos se candidataram para as 480 vagas na turma de calouros.

Ouvi uma menina explicar que, mesmo com uma nota média e prêmios em matemática e ciências, ela não foi admitida. Aos 14 anos, ficou devastada por não conseguir uma vaga nesse colégio competitivo. Ela me disse que, no ensino fundamental, tinha sido um gênio da matemática e todo mundo sabia disso. Será que o fato de não ter sido admitida nessa escola a tornava menos inteligente em matemática? Ela vai falhar com seu darma se não frequentar essa escola? Acho que não. No entanto, se colocar o destino de seu amor por matemática nas mãos dos outros e, por exemplo, desistir de estudar essa disciplina com todo o coração, ela não vai estar em darma. Nem todo mundo consegue se encaixar no modelo ocidental de sucesso que descrevo aqui – e ele não é importante. Mas ficamos presos na crença de que é. A infeliz consequência disso é que aqueles que não se encaixam no modelo de sucesso do Ocidente costumam ser considerados malsucedidos.

Recentemente, uma aposentada que estava estudando meditação comigo explicou que seu marido achava que ela era um fracasso porque, segundo ele, ela levava uma "vida pequena" havia 22 anos. Para ilustrar seu ponto, ela disse: "Eu criei dois filhos de quem tenho muito orgulho, fui gerente de uma grande empresa, e cuidei do meu marido e da casa. Como ele pode dizer que levei uma 'vida pequena'?". A tristeza e a frustração que emanavam dela é resultado da doença que afeta a nossa sociedade quando o assunto é a percepção do sucesso.

Encontre seu darma

Imagine sua vida quando você era uma criança de 7 anos de idade. Pense em algo que adorava fazer. Pense em algo que sonhava em ser. E pense em algo que dizia que faria quando crescesse. Essa é uma boa época sobre a qual refletir, porque ela precede boa parte do condicionamento social que viria a acontecer, e é um período que conseguimos lembrar. Infelizmente, também pode ser um período em que os adultos lhe dão uma pequena dose de "realidade". Se você expressou interesse em se tornar pintor, seu pai pode ter respondido: "Ah, que legal, mas que tal conseguir um emprego que dê para pagar as contas?". O darma poderia ter sido destruído naquele mesmo instante. Todos já ouvimos frases como "Vamos ser práticos", "Faça alguma coisa realista", "Encontre uma carreira que pague bem" ou "Se eu tivesse seguido meus interesses esportivos, não estaríamos vivendo na casa que temos hoje". Dessa forma, como uma criança de 7 anos que confiava nos conselhos de seus pais, você colocou seu sonho de lado e passou a estudar algo mais "prático". Mas talvez você ainda sinta um desejo dentro de você de se tornar um pintor, bailarino ou encanador. Não estou sugerindo que largue seu emprego atual e se torne um bombeiro voluntário em tempo integral, se esse era seu sonho. A menos que você seja rico e independente, fazer essa transição pode não dar certo para você e sua família. O que estou sugerindo é que comece a procurar seu darma fazendo algumas perguntas a você mesmo.

Exercício: Descubra seu darma

Separe alguns minutos e complete a lista a seguir. Seja sincero consigo mesmo e não se contenha. Finja que é uma criança novamente ou que está em outra esfera, sem limitações. Se um desejo ou tema surgir repetidas vezes, lembre-se de anotá-lo.

1. Eu adoro:
2. Meus talentos são:
3. Sempre que faço isso, perco a noção do tempo:
4. Coisas que eu poderia passar o dia todo fazendo (oito horas ou mais) sem ficar entediado ou cansado:
5. Se pudesse largar meu emprego, viraria:
6. Minhas paixões são:
7. Sempre quis aprender mais sobre:
8. Quando me aposentar, quero:
9. Se dinheiro não fosse um problema, eu iria:
10. Gosto de servir aos outros fazendo:

A roda inteira

Agora, releia as respostas e circule os temas recorrentes. Por exemplo, se respondeu "Adoro comprar e perco a noção do tempo fazendo compras", "Se pudesse largar meu emprego, faria compras o dia inteiro" e "Se dinheiro não fosse um problema, eu teria um guarda-roupa cheio de peças da moda", então "compras" é um tema recorrente para você.

Depois que tiver circulado os temas recorrentes, pegue os dois principais, escreva-os nas lacunas abaixo e fantasie um pouco. Se pudesse inventar o trabalho perfeito usando esses dois temas principais, qual seria? Escreva um parágrafo para cada, descrevendo em detalhes no que consistiria a profissão, em que trabalharia todos os dias, por quantas horas, quanto o emprego pagaria, qual seria a localização dele (qual cidade, estado ou país ou se é uma empresa real). Não pare para corrigir erros de ortografia; escreva de maneira livre.

Tema 1:
Tema 2:

Agora que completou o exercício, note como se sentiu ao criar seu emprego dos sonhos. Perceba as sensações em seu corpo. Você sorriu ao escrever? Estava dando risada? Em algum momento, disse a si mesmo "Eu poderia fazer isso"? Parabenize-se por começar a explorar seu darma. Você está no caminho certo!

Uma dose de realidade: Quando bate a dúvida

Não é fácil superar o condicionamento social. A verdade é que temos contas para pagar, famílias para sustentar, filhos para cuidar, entre outras obrigações. Você pode ser uma pessoa naturalmente cética, de maneira que, quando aquele adulto bem-intencionado fechou a porta dos seus sonhos na infância, você levou a sério e nunca mais ousou sonhar novamente. Se no exercício de inventar o trabalho perfeito você realmente começou a ver seu darma, agora você pode estar se sentindo um pouco triste porque não consegue ver como transformá-lo em realidade. Ou, se você ainda não faz ideia no que é bom ou onde estão suas paixões ou talentos, você pode estar se sentindo frustrado ou bravo.

Ainda não conheço meu darma

Ser sincero consigo mesmo é um bom primeiro passo na busca pelo seu darma. Se, depois de fazer o exercício, você ainda não conseguiu encontrar seus talentos ou paixões, comece a se observar em diferentes situações. Sempre que um livro, programa de TV ou conversa com alguém desperta seu interesse, observe seus sinais interiores. Você fica sorridente, animado e curioso para aprender mais? O tema faz você pensar em algo maior do que você mesmo? O verdadeiro darma o leva além de você mesmo para tornar a vida dos outros melhor, mais animada, feliz ou abundante. Isso não significa que você não sente prazer com o trabalho. Mas seu próprio prazer não vem antes de todas as outras considerações. O darma costuma levar você aos outros, em vez de isolá-lo. Ele estimula você a ver que estamos todos interligados. Tenha consciência de que está prestes a descobrir seu propósito de vida e, com o tempo, seus talentos ocultos vão surgir.

Conheço meu darma, mas não sei como transformá-lo em realidade

Se você reconhece seu darma, mas não consegue encontrar um caminho para concretizá-lo, talvez a tradução direta do sânscrito possa ajudar. *Darma* significa "dever justo" ou "caminho virtuoso". Você não apenas tem uma vocação, como também tem o dever de transformar seu darma em realidade. Nenhum ser vivo do planeta, além dos humanos, questiona seu darma. Consegue imaginar um leão um dia virando vegetariano? E se esse leão, com seu orgulho, estimulasse os outros leões a pararem de caçar? O darma de um leão é comer carne. Ao comer carne e ser um caçador, ele equilibra o ecossistema.

Vamos supor que você tenha descoberto que seu verdadeiro darma é mergulhar em alto-mar e ensinar outras pessoas a mergulhar. Mas você vive numa região longe da praia com sua mulher, três filhos e dois cachorros numa casa em estilo colonial com muitas prestações para pagar. Como, você vai se perguntar, poderia pensar em viver seu darma sem ser irresponsável?

A solução é encontrar um novo jeito de encarar a questão. Talvez você possa reservar todos os dias de suas férias e juntar algumas economias para fazer uma viagem familiar de três ou quatro semanas para um lugar onde consiga mergulhar em alto-mar. Ou talvez possa investir numa propriedade em um local ideal, onde viveria depois de se aposentar. Uma solução ainda melhor poderia ser abrir sua própria empresa por fora, para levar grupos de pessoas algumas vezes por ano a excursões de mergulho, nas quais você lideraria como instrutor e organizador e ganharia dinheiro no processo. As possibilidades são absolutamente infinitas. Mas você deve isso a si mesmo e ao resto do mundo. Você precisa seguir seu propósito de vida enquanto cumpre com suas outras obrigações de maneira responsável e fiel.

Meu darma está claro, mas ainda não consigo me jogar

Conhecer seu darma é emocionante. É sensacional. Mas isso não faz de você destemido. Talvez, pela primeira vez na sua vida, você esteja honrando sua verdadeira natureza. Isso é extremamente assustador porque mudanças são difíceis, sem dúvida. Admita isso e continue em frente. Para viver de acordo com seu propósito de vida, você vai ter de viver fora da sua zona de conforto por algum tempo.

Em 2006, já fazia anos que eu vinha buscando meu darma. Eu tinha visto indícios dele. Por exemplo, desde pequena eu sabia que escrever era um dos propósitos da minha vida. E, em 2001, logo depois do 11 de setembro, eu tinha assumido a feliz tarefa de escrever um livro. Depois disso, escrevi dois romances e vários livros infantis. Cheguei a passar um ano escrevendo para agentes e editoras, mas sem resultado. Então, continuei a buscar. Em um feliz acaso, fui levada a ensinar ioga, aiurveda e meditação. Mas quero enfatizar que nunca foi fácil. Nos dois anos depois que tomei a decisão, em 2006, de seguir esse caminho, me divorciei e me mudei da França de volta para Virgínia, nos Estados Unidos, com meus três filhos, dois gatos e nenhum trabalho ou carreira. Eu tinha decidido abrir meu próprio negócio de aiurveda sem ter nenhuma experiência empresarial. Todos ao meu redor acharam que eu estava maluca. Quando não entrava dinheiro no momento certo ou quando o empreendimento ficava difícil de alguma outra forma, até eu comecei a duvidar de mim mesma. Mas, no fundo, sabia que esse era o meu caminho. Eu simplesmente sabia.

Não me entenda mal: saber não significa que você não vá ter dúvidas ou incertezas. Quando isso acontece, mergulhe no fundo de seu coração. Separe um dia para buscar a verdade dentro de si mesmo. Ninguém além de você a conhece. Viva essa verdade e coloque sua confiança nela. Se o caminho que está seguindo em busca do darma não está dando certo, mude de direção. Não posso deixar de enfatizar a importância de se jogar. Você não quer chegar ao fim da sua vida e dizer a si mesmo "Queria ter feito…" ou "Devia ter feito…".

Intenção e desejo: Crie seu propósito de vida

Uma maneira de esclarecer o darma é criar uma lista de intenções e desejos. É um pouco diferente de definir objetivos, porque há nela um componente de entrega. Muitas vezes, quando temos uma lista de objetivos e não os atingimos, ou os objetivos não saem como o planejado, ficamos decepcionados, frustrados ou com raiva. Ao criar a intenção, reconhecemos nossos desejos com palavras, visualização e determinação, mas estamos confiando que o resultado se desenrolará de acordo com o plano universal. Entendo que não é fácil fazer isso. Admitir que não temos controle total do resultado não é algo que aprendemos, especialmente no Ocidente. Uma das coisas interessantes das religiões monoteístas – como o cristianismo, o judaísmo ou o islamismo – é que os fiéis aprendem o princípio da entrega, como "deixar Deus agir". Todavia, o condicionamento cultural, pelo menos nos Estados Unidos, ignora esse conceito, pois nos tornamos orientados e direcionados a buscar nossos objetivos enquanto vivemos o sonho americano. Mesmo se você não acredita em Deus ou em um ser superior, se sentar e observar a natureza por um tempo, vai notar uma orquestração perfeita da energia universal. Existe algo superior em jogo aqui. Observe um bando de aves cortando o céu, em formação, virando com uma precisão perfeita. Pilotos humanos precisam treinar durante anos para fazer o mesmo, mas as aves fazem isso sem esforço nenhum.

Observe as árvores se transformando de pedaços de madeira aparentemente mortos no inverno a espécimes vivos e floridos na primavera. Também somos parte da natureza, da orquestração perfeita do universo. De alguma forma, através dos nossos processos mentais, perdemos nosso caminho e nossa conexão com o maestro. No capítulo 4, vamos discutir maneiras de nos religarmos ao nosso impulso interno, um impulso que também está nas borboletas, árvores e plantas.

Para expandir sua compreensão de darma, é importante dar esse passo, definir suas intenções e listar seus desejos. O que você quer? Não existem desejos errados; não elimine-os com vergonha ou dúvida. Alguns desejos servem a um propósito maior do que outros, mas, com a evolução e o crescimento da sua consciência, seus desejos também vão evoluir e se desenvolver.

Um desejo pode ser qualquer coisa que leve em conta gratidão, honestidade, integridade, amor, perdão e confiança. O universo quer equilíbrio e harmonia; por isso, é improvável que se concretize qualquer desejo que seja desarmonioso com seu bem-estar geral. Portanto, se você escrever na sua lista "Quero que minha sogra morra atropelada", você não estará obedecendo à lei universal do amor. E, mesmo se seu desejo virar realidade, você só trará energia cármica negativa para a sua vida – e não é isso que você quer.

Um desejo não precisa ser altruísta, desde que inclua os valores listados no último parágrafo. Por exemplo, digamos que você deseja um BMW conversível. Se adquirir o carro de maneira honesta e íntegra (por exemplo, sem roubar dinheiro para isso), e tiver amor e gratidão no coração nesse processo, o seu desejo vai trazer energia positiva para a sua vida e manter a harmonia do universo. Mas, se pegar o carro e usá-lo para vender drogas ou dirigir de maneira irresponsável na estrada, colocando a vida dos outros em risco, você vai criar um desequilíbrio no universo ao atingir seu desejo.

Escrever uma intenção pressupõe que o objeto de seu desejo já está lá, pois ele está. Você apenas não encontrou uma forma de percebê-lo ainda. Suponha que seu emprego dos sonhos pague 100.000 por ano, lhe ofereça quatro semanas de férias anuais, permita que você trabalhe em casa dois dias por semana e exija um deslocamento de no máximo oito quilômetros. Certamente existe um trabalho assim. Você precisa definir sua intenção e saber que ela irá se manifestar em sua vida no momento apropriado.

Seja específico com o seu desejo, mas não seja rígido. Se você for vago demais, não vai saber que direção tomar. Se for rígido demais, vai eliminar possibilidades melhores que não consegue ver agora. Em vez de dizer "Quero uma casa nova", seja mais detalhista. Por exemplo: "É minha intenção encontrar uma casa nova com quatro quartos, dois banheiros, um lavabo, uma cozinha ensolarada e um porão, localizada numa rua calma e sem saída".

Aja na direção em que deseja seguir. Depois que escrever sua intenção, não fique sentado esperando que o maná caia do céu. Usando o exemplo da casa: faça uma pesquisa, entre em contato com agentes imobiliários, organize suas finanças, peça aprovação para um crediário e visite imóveis que correspondam a sua intenção. Durante o processo, você estará confiando que o universo vai cuidar dos detalhes.

Esteja aberto ao inesperado e evite fechar portas. Normalmente, quando definimos um objetivo, temos em mente determinada imagem do resultado. Chegamos a prever o caminho até lá. A visualização é uma ferramenta fantástica no processo de manifestar intenções, mas fique atento às oportunidades inesperadas. Se mantivermos a mente fechada, podemos não ver uma estrada diferente se abrir diante de nós. Considere todos os telefonemas, e-mails, reuniões ou conversas como possibilidades para conseguir aquilo que você deseja, mesmo quando as coisas não estão dando muito certo. A verdade é que nunca se sabe exatamente como vai se desenrolar o processo até o seu objetivo. Por exemplo, se seu carro quebrar na rodovia e você tiver de esperar o dia todo no mecânico, você pode ter a oportunidade de conhecer ali na sala de espera a pessoa que pode realizar seu desejo.

Eu tenho o hábito de manter uma lista de intenções e uma de intenções realizadas. Quando uma intenção se realiza, eu a passo para a outra lista e acrescento uma breve explicação sobre como ela se realizou. É um lembrete de que nem sempre entendo como isso funciona, mas funciona. Desenvolva gratidão pelo que você tem. Isso ajuda a atrair o que você deseja. De manhã, sempre agradeça por tudo na sua vida.

Exercício: Lista de intenções e desejos

Comece fazendo uma lista de suas dez maiores intenções e desejos. Suas intenções podem ter a ver com qualquer aspecto de sua vida. Ao vê-las dando frutos, crie uma lista de "intenções realizadas" que explique como e quando cada intenção ganhou vida.

√ Checklist da saúde

Darma

- ☐ Complete o exercício sobre explorar seu darma.
- ☐ Encontre os temas recorrentes na sua vida que cercam suas paixões.
- ☐ No decorrer da semana, procure sinais do que lhe dá prazer ou cria aquela chama interna.
- ☐ Faça uma lista de intenções e desejos. Tire cópias e mantenha uma com você. Coloque uma em um lugar onde você a veja todo dia e outra num lugar onde medita. Leia sua lista diariamente.
- ☐ Faça um compromisso consigo mesmo de explorar, fazer ou planejar algo que aproxime você de seu darma.
- ☐ Comece uma lista de "intenções realizadas" e veja a magia se desenrolar conforme suas intenções se realizam.

CAPÍTULO 3

Saúde física

Que o alimento seja teu remédio e o remédio seja teu alimento.
— HIPÓCRATES

Quase sempre que pensamos na nossa saúde, nos concentramos principalmente no corpo físico. Começar pelo corpo é um bom ponto de partida, visto que grande parte do que fazemos diariamente melhora ou piora a nossa saúde física. O aiurveda nos oferece muitas ferramentas para equilibrar nossos corpos, incluindo dieta, rotina diária e programa de exercícios.

Alimento como remédio

O provérbio "Você é aquilo que come" não é só um clichê. Mais do que nunca, no mundo de hoje, é uma realidade. E o que temos disponível para comer é cada vez mais artificial, geneticamente modificado, carregado de substâncias químicas e pouco saudável. Embora as opções possam parecer variadas, na realidade são limitadas a poucos ingredientes, que aparecem em diferentes produtos. Então o que você deve comer para manter a saúde ideal?

Primeiro, gostaria que considerasse alguns fatos e nossas tendências naturais. Isso vai colocar você em contato com sua natureza intuitiva. Fato número 1: precisamos comer para nos mantermos vivos. Fato número 2: nossos ancestrais que viveram antes da Revolução Industrial dependiam da caça, coleta, cultivo e armazenamento de comida para sobreviver. Fato número 3: como o corpo humano foi projetado para a sobrevivência, comer em grandes quantidades ou começar dietas ineficazes vai causar ganho de peso.

Na era pós-industrial, alimentos processados ou produzidos quimicamente se tornaram a regra. Graças à publicidade inteligente e manipuladora, a maioria das pessoas nem sabe a diferença entre algo saudável e algo processado. Se um cereal traz a informação de que reduz o colesterol e recebe a certificação de alguma associação médica, por que não acreditar? Se uma empresa de iogurte alega que seu produto tem cinco gramas de fibra, e o médico lhe disse que você precisa ingerir mais fibras, por que não comprar esse iogurte? Uma coisa que precisamos entender é que os publicitários contam meias verdades. Produtores e distribuidores de alimentos são corporações multibilionárias. Se não acreditamos em suas alegações, significa que suas equipes de publicidade não estão fazendo um bom trabalho. Em 2010, a renda líquida da Kraft Foods foi de 49,2 bilhões de dólares. Em comparação, empresas menores de alimentos orgânicos, como a Horizon Organic Dairy, ganharam de 50 a 100 milhões de dólares em renda líquida. Não surpreende que acreditemos nas alegações das grandes empresas de alimento, considerando como elas são veementes e presentes no nosso cotidiano.

Durante milhões de anos, os humanos comeram o que era oferecido pela natureza. No último século mais ou menos, comeram o que era oferecido. Você entende a diferença? Para alcançar a saúde ideal, precisamos voltar a comer o que é oferecido pela natureza, porque é isso que fomos projetados para processar. A evolução biológica leva muitas gerações, não apenas uma ou duas. Ao encher nossos corpos de bebidas e alimentos produzidos quimicamente, forçamos a evolução biológica dentro do período de uma vida. E nossos corpos estão reclamando. Segundo a Organização Mundial da Saúde, as taxas de câncer podem aumentar em 50 por cento, ou seja, serão até 15 milhões de novos casos, até 2020.[1] Segundo os Centros de Controle e Prevenção dos Estados Unidos, a obesidade é a segunda maior causa evitável de morte no país.[2]

A má alimentação não custa apenas as nossas vidas, mas também nossos recursos. O diabetes tipo 2, uma forma de diabetes completamente evitável, drena 63,14 bilhões de dólares do sistema de saúde norte-americano por ano, sem levar em conta o valor dos dias perdidos de trabalho, das consultas médicas e do prejuízo às famílias. A hipertensão e a doença cardíaca são fortes concorrentes em doenças evitáveis, seguidas de osteoartrite e doença da vesícula biliar.

A boa notícia é que é possível fazer algo a respeito disso tudo. Com uma mudança de consciência e de hábitos, você pode assumir o controle da sua saúde e da sua vida. A maioria das pessoas só passa perto de um estilo de vida saudável para então enfrentar um diagnóstico de câncer ou de alguma outra doença que possa vir a surgir. Mas as doenças não surgem "do nada". Pelo contrário, se desenvolvem ao longo de anos, às vezes décadas. Segundo a medicina aiurvédica, 95 por cento das doenças são completamente evitáveis com um estilo de vida adequado e regular que inclua alimentação saudável, meditação e um regime de exercícios. Isso é uma boa notícia, porque significa que você está no controle. Estar no controle quer dizer assumir responsabilidade pela própria saúde. Deixar a saúde nas mãos de médicos, de remédios ou do destino significa deixar a porta aberta para problemas maiores no futuro. Quando o assunto é saúde, existe um lugar para a medicina alopática, a fitoterapia e a oração, mas essas definitivamente não são as maneiras de evitar as doenças. São apenas curativos aplicados ao que já se quebrou.

O que estou destacando aqui é a necessidade de assumir responsabilidade diariamente, começando agora, hoje. Existe um motivo por que você pegou este livro, e o motivo é esse. Ao assumir responsabilidade, você não pode colocar a culpa pela sua doença em nada nem em ninguém. Entendo que você relute para assumir total responsabilidade, porque fazer isso exige esforço e recursos extras. Eis algumas desculpas que ouço no meu trabalho:

- Não tenho tempo.
- Não tenho dinheiro.
- Não tenho motivação.
- Meu cônjuge, namorado, colega de quarto, mãe ou pai guarda alimentos pouco saudáveis na casa, por isso não consigo ter uma alimentação saudável.
- Vivo numa região rural, onde não existem lojas de produtos saudáveis.
- Sou preguiçoso.
- Preciso cuidar de todo mundo e não tenho tempo para mim.
- Estou cansado demais ao fim do dia.

Deixe-me abordar essas justificativas uma a uma e provar para você que é preciso assumir responsabilidade, independentemente das suas desculpas.

Não tenho tempo

Todos têm 24 horas num dia. Como algumas pessoas conseguem realizar tanto enquanto outras parecem correr contra o relógio? O que leva tempo? Ir ao mercado? Cozinhar? Fazer exercícios? Responda o seguinte: Quanto tempo você passa vendo TV? Navegando na internet? Mandando mensagens de texto? Cumprindo tarefas que outros podem fazer por você? Consegue passar menos horas fazendo essas coisas para cuidar da sua saúde?

Existem formas de integrar sua família e outras pessoas no seu estilo de vida saudável. Faça seus filhos planejarem refeições, cozinharem e limparem a casa com você. Separe uma noite com o namorado para preparar uma refeição saudável juntos. Assista a seu programa de TV favorito enquanto se exercita na esteira. Ligue para o seu melhor amigo enquanto está caminhando. Integre tarefas com exercício e culinária, e você vai economizar tempo.

Não tenho dinheiro

Você tem dinheiro para tirar alguns dias do trabalho quando precisa ficar em casa porque está doente ou quando precisa de quimioterapia ou cirurgia? Tem dinheiro para pagar consultas médicas, medicamentos e o tempo familiar perdido que nunca vai voltar? Além disso, não ter dinheiro é uma lenda, porque todos precisamos comer. Com planejamento, é possível economizar porque você não vai lanchar um monte de calorias vazias e seu corpo vai ser saciado por coisas boas. Como você vai comer apenas o que precisa e não vai cozinhar em excesso, vai comprar menos comida por semana. Mas sejamos sinceros: um estilo de vida saudável é um investimento. É um investimento mais valioso do que sua casa, seu carro, seu guarda-roupa, seus eletroeletrônicos e seu fundo de aposentadoria.

Sem sua saúde, o que você tem? Sério, responda essa pergunta: O que você vai ter sem a sua saúde? A resposta é: nada. Por um tempo, você pode ter sua família ou seus amigos, mas eles vão seguir a vida deles. E, se virem que você não está se cuidando, vão começar a ficar bravos por você se aproveitar da bondade deles. Se não tem saúde, consegue manter um emprego, passatempos e atividades sociais? Se não tem saúde, consegue trabalhar como voluntário e servir sua comunidade? Se está doente demais para aproveitar qualquer coisa, não importa se você tem casa, carro, eletroeletrônicos ou roupas chiques. Parece doloroso? Bom, é para parecer mesmo. Porque é. Você não pode se dar ao luxo de não investir em sua saúde.

Não tenho motivação

Se tudo der certo, depois de ler a discussão da justificativa número 2, você estará motivado. Mas, se não, pense em todos os motivos por que está no planeta e faça uma lista agora. E se isso não for o suficiente, liste outros. A mudança que você está começando é em direção à crença de que seu corpo é o templo que abriga sua alma. Tudo que é próximo e querido a você é vivenciado apenas com seu corpo, através dos seus sentidos. Sem o seu corpo, você não tem como aproveitar a vida na Terra.

Por isso, o corpo é sagrado. Não é apenas um repositório para você despejar um monte de calorias sem dar atenção à origem delas. É um milagre a ser celebrado diariamente. Quando você conhece o milagre do corpo, vive em êxtase todo dia. Com 60 a 90 trilhões de células agindo em harmonia o tempo todo para nos manter saudáveis, é um mistério não ficarmos doentes com mais frequência. Depois de tratar seu corpo de maneira cruel, com bolacha, batata frita, refrigerante ou pizza de três dias atrás, o repreendemos quando ele pega uma gripe ou resfriado. Imagine seu corpo retrucando com "Ei, estou fazendo o possível aqui com os recursos que você me dá".

Meu cônjuge, namorado, colega de quarto, mãe ou pai guarda alimentos pouco saudáveis na casa, por isso não consigo ter uma alimentação saudável

Essa justificativa traz à tona a questão de assumir responsabilidade pela *sua* saúde. Você não é responsável pela saúde dos outros, com exceção dos seus filhos; e, mesmo nesse caso, no fundo, eles são responsáveis pela saúde deles, visto que é impossível você vigiá-los 24 horas por dia. Às vezes, você não tem controle sobre a comida na sua casa, no seu local de trabalho ou nas reuniões sociais. No entanto, tem controle sim sobre o que coloca na boca toda vez que come. Se outra pessoa está cozinhando, peça para assumir a tarefa ou ensine-a a cozinhar usando as novas orientações que aprender neste capítulo. Lembre-se: você está no controle. Esse é seu corpo, sua vida. No entanto, seja gentil com as pessoas enquanto faz essa mudança. Pense em quanto tempo levou para chegar a este ponto. A melhor maneira de trazê-las a bordo é não apenas demonstrar entusiasmo sobre o que está aprendendo, mas também deixar que elas vejam os resultados das práticas saudáveis no seu corpo, mente e nível de energia.

Vivo numa região rural, onde não existem lojas de produtos saudáveis

Entendo completamente esse problema. Quando viajo, às vezes tenho dificuldade para encontrar hortifrútis orgânicos e outros produtos saudáveis. É frustrante. Com o aumento do interesse na alimentação saudável, a demanda por produtos mais saudáveis em regiões rurais vai crescer – e já está crescendo. Esse é o princípio básico da oferta e demanda. Quanto mais consumidores exigirem produtos orgânicos não modificados geneticamente, mais produtores irão oferecê-los. Mas, ao mesmo tempo, os consumidores devem parar de comprar comidas ruins, para que as empresas vejam um declínio em seus lucros e se perguntem o que há de errado. O dinheiro fala mais alto, e essa é a única maneira que os consumidores têm de conquistar o poder de decidir o que vai para as prateleiras.

Se você vive numa região rural, tem algumas vantagens. O ar que está respirando pode ser melhor do que no centro da cidade ou nos bairros. Você tem mais espaço para fazer caminhadas ou para correr. Deve ter mais acesso a feiras e barracas de hortifrútis frescos à beira da estrada. E talvez tenha espaço para cultivar seu próprio jardim orgânico. Então, veja pelo lado bom. Se é com outros produtos que está preocupado, como grãos orgânicos, cereais, nozes e carnes, você pode ter que fazer sua lição de casa. Alguns supermercados vendem vários produtos orgânicos, incluindo azeite, arroz marrom e leite. Mesmo se o mercado mais próximo for a uma ou duas horas de distância, você pode estocar produtos não perecíveis que vão durar por algum tempo. Lojas on-line podem ser outra fonte. Se planejar as refeições e souber o que mais consome, você pode encomendar e pagar o frete apenas uma ou duas vezes por mês. Mas a minha esperança é que a transformação que está acontecendo agora se desenrole num nível global, conforme começamos a mudar o mercado.

Sou preguiçoso

Claro que você é preguiçoso. Se vem enchendo seu corpo de tudo quanto é coisa menos do que ele precisa, como pode esperar que ele funcione do jeito certo? Você abasteceria seu carro com óleo de cozinha para economizar tempo e dinheiro? A preguiça é um subproduto de um estilo de vida sedentário, um sintoma que você está sentindo, e não a sua natureza. Siga um estilo de vida aiurvédico, incluindo a dieta descrita aqui para você, durante 21 dias seguidos e veja se a preguiça é um problema. Desafio você!

Preciso cuidar de todo mundo e não tenho tempo para mim

Mude esse pensamento para "Devo cuidar de mim mesmo antes de cuidar de todo mundo". Copie essa frase e cole-a no espelho do banheiro, na cabeceira da cama, no painel do carro, na tela do computador – em tudo quanto é lugar. Se já esteve num avião, sabe que o atendente de voo instrui você a colocar a *sua* máscara antes de auxiliar os outros em caso de perda de pressão na cabine. Preciso dizer mais? Infelizmente, as mães vivem usando essa desculpa. Eu me identifico completamente com isso porque também já estive nessa posição. Eu me sentia culpada às vezes (e ainda me sinto), quando ficava um tempo longe dos meus filhos ou do meu namorado para me exercitar, fazer refeições saudáveis ou meditar. Mas, se você é mãe, deixe-me dizer o seguinte: você não tem como dar um presente melhor ou mais bonito aos seus filhos do que mostrar a eles, através das suas ações, que a saúde é a maior prioridade. As crianças podem não ouvir o que você diz, mas seguem o que você faz.

Estou cansado demais ao fim do dia

Se esse é o caso, comece seu dia com exercícios, pique legumes de manhã e faça aquela sopa vegetariana em uma panela elétrica de cozimento lento. Você não precisa fazer tudo isso ao fim do dia. Com planejamento, é possível até inserir exercícios em alguma parte do dia.

Sempre pergunto aos meus pacientes aiurvédicos se o trabalho deles lhes garante um horário de almoço. A resposta é sempre sim. Minha próxima pergunta é: Você aproveita seu horário de almoço? A resposta é quase sempre não. Em seguida, pergunto: Se você aproveitasse seu horário de almoço, seria demitido? A resposta é não. Depois, pergunto: Você teria como pegar essa hora de almoço e caminhar, correr ou ir à academia por uma hora e depois almoçar na sua mesa como faz sempre? A resposta é sim ou "sim, mas". O "sim, mas" é "Sim, mas vou ficar suado", "Sim, mas as pessoas vão achar estranho se eu parar para almoçar", ou algo parecido. Minha resposta é: seja um precursor nesse movimento. Recrute seus colegas para caminhar com você. Não importa se não há uma pista de caminhada; caminhem pelo estacionamento. Forme um clube de caminhada de almoço, recrute seu chefe, sugira uma reunião móvel ao ar livre. Tome um banho de gato no banheiro depois. Quem se importa se você ficar um pouco suado? Leve um desodorante. Em outras palavras, as possibilidades são infinitas. Se existe força de vontade, dá-se um jeito.

Plano aiurvédico para a nutrição ideal

Existem algumas regras básicas para manter uma nutrição aiurvédica. A maioria representa um sistema sensato de alimentação saudável. Quando dou meu curso de estilo de vida aiurvédico, destaco a regra 90-10, que significa que você pode seguir as orientações durante 90 por cento do tempo e se permitir 10 por cento de flexibilidade na sua dieta. No início, essas regras podem parecer rígidas ou extremas, mas são menos extremas do que muitos métodos de perda de peso que existem por aí, e não excluem nenhum grupo alimentar importante. Depois que integrar essas orientações no seu cotidiano, será difícil voltar a se alimentar como antigamente, porque seu corpo vai estar fantástico e você não vai querer perder essa sensação. As regras servem para guiar você de volta à saúde, e não para deixá-lo maluco. Um sábio ditado da filosofia indiana afirma que "flexibilidade infinita é o segredo para a imortalidade". Então, quando colocar as orientações em prática, lembre-se de que fugir delas de vez em quando é aceitável e até saudável, porque com flexibilidade você pode aproveitar mais a vida. Ou seja, vá em frente e coma a torta de Natal da sua avó ou beba aquele milkshake da sua sorveteria favorita. Mas faça isso com consciência e prazer, e não exagere. Lembre-se da regra 90-10.

Doze orientações
para um plano alimentar aiurvédico

1. Coma alimentos recém-preparados em todas as refeições.
2. Sempre que possível, prefira frutas, legumes e grãos orgânicos e produzidos localmente.
3. Prefira laticínios, ovos, frango e carne orgânicos.
4. Coma todos os seis sabores em cada refeição: doce, azedo, salgado, amargo, picante e adstringente.

5. Reduza seu consumo de alimentos embalados e processados.
6. Dê preferência aos cinco alimentos sátvicos, ou de cura, em sua forma orgânica, sempre que possível: leite, ghi, amêndoas, mel, frutas.
7. Faça com que frutas, legumes e verduras componham de 50 a 60 por cento da sua ingestão alimentar diária.
8. Elimine de sua dieta óleos não saudáveis: óleos hidrogenados ou parcialmente hidrogenados, margarina e gordura vegetal.
9. Elimine de sua dieta xarope de milho com alto teor de frutose, outros tipos de xarope de milho, adoçantes artificiais, farinha branqueada e enriquecida e açúcar branco refinado.
10. Reduza seu consumo de alimentos congelados e enlatados.
11. Beba água filtrada, destilada ou mineral.
12. Seja moderado e evite extremos.

1. Coma alimentos recém-preparados em todas as refeições

Entendo que essa regra pode virar sua vida de cabeça para baixo. A culinária ocidental prioriza o uso de sobras ou a preparação e o congelamento prévio de refeições. Se você é de outra cultura, o conceito de comer apenas alimentos recém-preparados pode não lhe parecer tão estranho.

Quando pensamos em alimentar nossos corpos, devemos pensar em nutrição ideal em todos os níveis. Somos tão saudáveis quanto as células que nos compõem e, por isso, precisamos oferecer ao nosso corpo alimentos que contenham a maior quantidade de nutrientes a cada mordida. Deixe-me esclarecer que não estamos falando sobre calorias aqui. Como ocidentais, nos focamos demais no número de calorias, quando devíamos nos concentrar na qualidade das calorias. Para criar células saudáveis, nossos corpos devem ser capazes de extrair nutrientes – fitonutrientes, vitaminas, minerais, aminoácidos e assim por diante – do alimento que ingerimos. Quanto mais frescos os alimentos, mais nutrientes eles contêm. Depois que algo é cozinhado, picado ou, ainda pior, processado, começa a se decompor e perde seu valor nutritivo. Eis a minha regra de ouro: coma os alimentos dentro de 24 horas, depois que foram preparados. Isso exige que você cozinhe menos e com mais frequência; porém, exceto certos pratos com curry e saladas marinadas, o alimento fresco sempre tem um gosto melhor.

2. *Sempre que possível, prefira frutas, legumes e grãos orgânicos e produzidos localmente*

Atualmente, frutas, verduras, legumes, grãos orgânicos e até mesmo carnes orgânicas podem ser encontrados na maioria dos mercados e supermercados. Uma importante prática da nutrição aiurvédica é minimizar a quantidade de toxinas que entram no corpo e maximizar o número de nutrientes. Alimentos orgânicos são cultivados sem pesticidas sintéticos (incluindo herbicidas) ou fertilizantes sintéticos e não foram modificados geneticamente. Como consequência, contêm maior teor de antioxidantes e fitonutrientes, e menor teor de toxinas. Além disso, ao manter substâncias químicas prejudiciais longe do nosso solo e do nosso suprimento de água, o alimento orgânico ajuda a preservar a saúde do nosso planeta. E, em geral, alimentos orgânicos têm um sabor melhor.

Quando não é possível comprar hortifrútis orgânicos, a segunda melhor opção são hortifrútis cultivados localmente de maneira convencional. Dê uma olhada na feira mais próxima e converse com os agricultores. Pergunte quais são suas práticas em relação a pesticidas e fertilizantes sintéticos. Muitos dirão que não os usam em suas fazendas, mas que não conseguem receber o selo orgânico porque ele é muito caro. Isso não significa necessariamente que esses fazendeiros locais estejam cultivando produtos orgânicos, mas essa pode ser uma boa alternativa quando não existem produtos orgânicos disponíveis no mercado. Outra opção para comprar esses produtos é participar de uma cooperativa de alimentos. Durante a primavera e o verão, muitas fazendas oferecem programas em que é possível adquirir uma caixa de hortifrútis semanalmente. Dependendo do programa, dá para escolher o que vem na caixa, e você terá a garantia de ter produtos frescos toda semana.

3. Prefira laticínios, ovos, frango e carne orgânicos

Além de serem alimentados com plantas tratadas com pesticidas e modificadas geneticamente, animais em confinamento recebem antibióticos e hormônios de crescimento para maximizar e acelerar seu desenvolvimento. Vacas leiteiras recebem um hormônio produzido geneticamente, o rBGH, para aumentar a produção de leite. E a maioria desses animais tem uma dieta à base de grãos, quando deveriam se alimentar de grama e trevos. A menos que você possua uma vaca, a melhor maneira de garantir que tenha os melhores laticínios possíveis é escolher aqueles provenientes de vacas que pastaram. Também é possível encontrar carne de bois que foram alimentados com capim em mercados orgânicos.

Ao escolher ovos orgânicos, certifique-se de que tenham o selo. E prefira as marcas mais conhecidas. Desconfie de rótulos que anunciam coisas como "natural", "cultivados em fazenda" e "ao ar livre". Embora essas palavras possam ser atraentes, elas não responsabilizam o granjeiro com relação a práticas orgânicas e sustentáveis.

4. Coma todos os seis sabores em cada refeição: doce, azedo, salgado, amargo, picante e adstringente

No aiurveda, os alimentos são compostos de seis sabores: doce, azedo, salgado, amargo, picante e adstringente. Tudo tem um sabor primário ou básico, e pode ter um sabor secundário e até terciário. Um bom exemplo disso é a carne: seu sabor básico é doce, mas o secundário é salgado. Segundo o aiurveda, idealmente, devemos ingerir todos os

A roda de cura pelo aiurveda

seis sabores em todas as refeições, o que também minimiza os desejos compulsivos e evita a alimentação excessiva. Depois que aprender a sempre integrar os seis sabores, você vai ver os altos e baixos de sua fome se nivelarem.

No audiolivro *Magical Mind, Magical Body* [Mente mágica, corpo mágico], o dr. Deepak Chopra aponta que animais na floresta não fazem a menor ideia do que os especialistas têm a dizer sobre a pirâmide alimentar ou sobre sua ingestão de vitaminas e minerais, mas eles não sofrem deficiências nutricionais. A única espécie que sofre deficiência nutricional é a humana. E fazemos isso porque perdemos completamente o contato com a sabedoria interna de nossos corpos. Ao iniciarmos a cura e nos sintonizarmos com as necessidades de nossos corpos, começamos a saber exatamente do que eles precisam. Você já terminou uma refeição se sentindo insatisfeito? Pode ter achado que estava faltando algo, mas não conseguiu apontar o quê. Ao ingerir todos os seis sabores em toda refeição, você vai estar continuamente saciando a necessidade de seu corpo por nutrientes específicos e, assim, vai ter menos chances de comer em excesso ou comer os tipos errados de alimento. Esse conceito é exclusivo do aiurveda e de fato ajuda a reduzir e, com o tempo, eliminar os desejos intensos por determinado tipo de alimento.

Doce: O primeiro sabor é o doce, encontrado em proteínas, gorduras e carboidratos. No Ocidente, quando pensamos em sabor doce, normalmente o associamos com produtos açucarados, como balas e sorvetes. No aiurveda, carne, óleos e manteiga são doces. Leite também é doce, assim como cereais e outros grãos e frutas doces.

Azedo: O segundo sabor é o azedo, que é o sabor das frutas cítricas, e dos alimentos e bebidas fermentadas, como iogurte, creme azedo, queijo, vinagre e álcool.

Salgado: O terceiro sabor da nossa lista, o salgado, não exige explicação; é fácil consegui-lo no alimento.

Saúde física

Amargo: O quarto sabor é o amargo, mais encontrado em verduras e legumes.

Picante: O quinto sabor, picante, é o sabor de temperos ou pimentas. É encontrado em condimentos, pimentas ardidas, alho, cebola e gengibre.

Adstringente: O sexto sabor, adstringente, não é um sabor real, mas mesmo assim deve ser incluído. Alimentos que possuem sabor adstringente têm um gosto peculiar e um efeito de compactação e ressecamento no corpo. Alguns exemplos são feijões e lentilhas, e também chá verde, espinafre e oxicoco. Se já tomou uma xícara de chá verde puro sem nada mais, sentiu um gosto seco na boca. Esse é o efeito da adstringência.

Como é necessária apenas uma pequena quantidade de alimentos amargos, picantes ou adstringentes para satisfazer nossas necessidades, é relativamente fácil incluí-los na alimentação diária. Por exemplo, algumas pitadas de pimenta vão acrescentar o picante, enquanto uma pequena quantidade de espinafre cru na salada vai lhe fornecer os sabores amargo e adstringente.

A seguir você vai encontrar uma lista de alimentos comuns em cada categoria de sabor. Você pode usá-la como um guia e, embora não inclua todos os alimentos, ela pode ajudar você a determinar que alimentos você deve comer mais para equilibrar seu dosha. Tenha em mente que a maioria tem um sabor dominante, mas também um secundário. Alguns têm mais do que dois sabores. Por exemplo, o sabor primário da maçã é doce e seu sabor secundário é adstringente. Ao encher seu prato, tente incluir alimentos de cada uma das seis categorias.

Os seis sabores – Alimentos comuns

Doce		
Abacate*	Condimentos doces	Noz
Abacaxi	Damasco	Noz-moscada
Abóbora	Endro	Noz-pecã
Açúcar	Erva-doce	Óleos (todos)
Aipo*	Ervilha*	Ovo
Alcachofra*	Feijão preto*	Pão
Ameixa	Feijão-branco*	Peixe de água doce
Amêndoa	Feijão-da-china*	Pepino
Amendoim	Feijão-de-lima*	Pera
Arroz	Feijão-fava	Pêssego
Aspargo*	Feijão-verde*	Pimentão
Aveia	Figo	Pinhão
Avelã	*Ghi*	Pistache
Banana	Goiaba	Quiabo
Batata*	Grãos	Romã
Batata-doce	Iogurte	Semente de abóbora
Beterraba	Laranja	Semente de gergelim
Caju	Leite	Semente de girassol
Canela	Lentilha*	Semente de papoula
Caqui	Maçã (exceto verde)	Sorvete
Cardamomo	Macadâmia	Tâmara
Carne	Macarrão	Tangerina
Castanha-do-pará	Mamão	Tomate amarelo
Cebola cozida	Manga	Trigo
Cenoura	Manteiga	Trigo-mouro*
Cereja	Mel	Uva roxa
Cevada	Melão	**Azedo**
Coco	Menta	Abacaxi*
Coentro*	Milhete	Álcool
Cogumelo*	Milho	Ameixa*
	Morango*	

82

Saúde física

Os seis sabores – Alimentos comuns

Bagas	Suplementos	Pimenta-malagueta
Cereja*	vitamínicos	Rabanete
Cominho	Tamari shoyu	Salsa*
Creme azedo		Semente de
Damasco*	**Picante**	abóbora*
Iogurte*	Açafrão	Tomilho
Laranja*	Álcool*	
Lima	Alecrim	**Amargo**
Limão	Alho	Açafrão*
Maçã verde	Assa-fétida	Acelga
Mamão*	Berinjela	Alecrim
Morango	Café	Amêndoa*
Orégano	Camomila	Aspargo
Oxicoco	Cebola crua	Babosa
Picles	Cominho	Berinjela*
Queijo	Cravo	Brócolis*
Queijo cottage	Erva-doce	Café
Queijo kefir	Feno-grego	Camomila
Tomates vermelhos	Folha de louro	Chá
Toranja	Folha de	Couve
Uva verde	mostarda*	Espinafre
Vinagre	Gengibre	Folha de mostarda
	Grão de mostarda	Folhas verdes
Salgado	Grão-de-bico	Grão de mostarda*
Aipo*	Manjericão	Legumes amarelos
Algas marinhas	Manjerona	Lima*
Carne*	Nabo	Melão-de-são-caetano
Molho de soja	Noz-moscada*	
Peixe de água	Óleo de mostarda	**Adstringentes**
salgada*	Pimenta-de-caiena	Abacate
Sal	Pimenta-do-reino	Abóbora*

83

Os seis sabores – Alimentos comuns

Açafrão*	Chá verde	Peixe fresco
Aipo	Coentro	Pepino*
Alcachofra	Cogumelo	Pera*
Alcachofra girassol	Couve-flor	Pêssego*
Alface	Endro	Pimentão*
Alga marinha*	Ervilha	Quiabo
Ameixa*	Ervilhas partidas	Rabanete*
Arroz*	Espinafre*	Repolho
Aspargo	Feijão-de-lima	Romã*
Bagas*	Feijão-verde	Salsa
Banana*	Feijão-vermelho	Semente de gergelim*
Batata*	Figo*	Soja/tofu (formas
Berinjela*	Lentilha	naturais em
Brócolis	Limão*	alimentos não
Broto de alfafa	Maçãs* (todas)	processados)
Broto de couve-de-bruxelas	Milho	Trigo*
	Morango	Trigo-sarraceno
Broto de feijão-da-china	Nabo*	Verduras escuras*
	Noz-moscada*	
Cenoura*	Orégano	
Cevada*	Oxicoco	

*Sabores secundários

Exemplos de refeições que incluem todos os seis sabores

CAFÉ DA MANHÃ PACIFICADOR DE VATA: Creme de trigo com leite (doce) feito com uma pitada de sal (salgado), adoçado com xarope de bordo (doce) e coberto com bagas ou cerejas (amargo) e uma pitada de canela e noz-moscada (picante). Sirva com uma xícara de chá verde (amargo e adstringente).

Saúde física

Almoço pacificador de Pita: Salada de espinafre (amargo e adstringente) com fatias de abacate (adstringente e doce), sementes de girassol (doce), azeite (doce), vinagre (salgado), sal e pimenta (salgado e picante), brotos (adstringente) e pepino (doce e adstringente).

Jantar pacificador de Kapha: Tofu salteado (adstringente e doce) com brócolis (amargo e adstringente), alho (picante), aipo (salgado e adstringente), abacaxi (amargo e doce), couve (amargo), óleo de gergelim (doce e adstringente), arroz castanho (doce) e molho de soja (salgado).

5. Reduza seu consumo de alimentos embalados e processados

Se você precisa usar alimentos processados, faça o seguinte:

- Prefira produtos que tenham o selo orgânico.
- Prefira produtos com até seis ingredientes listados no rótulo (você deve saber quais são os ingredientes e de que alimento eles vêm).

6. Dê preferência aos cinco alimentos sátvicos, ou de cura, em sua forma orgânica, sempre que possível: leite, ghi, amêndoas, mel, frutas

Existem algumas exceções a essa regra. Os tipos Kapha e pessoas que estão em dietas pacificadoras de Kapha devem minimizar o consumo de leite, *ghi* e mel. Diabéticos precisam monitorar atentamente o consumo de mel e frutas, devido ao seu alto teor de açúcar. O leite é reverenciado no aiurveda como um alimento completo. Ele deve ser levado até o ponto de fervura e resfriado um pouco antes de ingerido. Leite morno combinado com uma colher de chá de *ghi* tem um leve efeito laxante e pode ser usado para tratar constipação intestinal ou intestinos lentos. Leite morno com canela, noz-moscada e uma colher de chá de açúcar pode induzir ao sono quando ingerido à noite. Se tiver deficiência de cálcio ou tendência a osteoporose, deixe dez amêndoas de molho durante a noite, e descasque-as e coma de manhã.

7. Faça com que frutas, legumes e verduras componham de 50 a 60 por cento da sua ingestão alimentar diária

A medicina aiurvédica pressupõe uma dieta vegetariana. Entretanto, se ela não for desejável ou possível, faça um esforço para que frutas, verduras e legumes componham pelo menos 50 por cento da sua alimentação diária. Isso é necessário porque esses são alimentos ricos em água, e nossos corpos são compostos de 50 a 65 por cento de água, enquanto nossos cérebros são compostos de 85 por cento de água. Ao ingerir alimentos ricos nesse elemento, você garante ter água suficiente no corpo — a maioria das pessoas não bebe água suficiente para se manter hidratado. O segundo motivo é que os fitonutrientes, que nos protegem de câncer, doença cardíaca e envelhecimento precoce, são encontrados apenas em plantas. O terceiro é que os antioxidantes, ou removedores de radicais livres, que ajudam a reparar células danificadas e prevenir o crescimento do câncer, são encontrados majoritariamente em alimentos de origem vegetal.

8. Elimine de sua dieta óleos não saudáveis: óleos hidrogenados ou parcialmente hidrogenados, margarina e gordura vegetal

Dê preferência a azeite de oliva, óleo de canola, óleo de gergelim e manteiga, porque são óleos e gorduras de maior qualidade. Durante a moda "gordura zero" dos anos 1980, a manteiga ficou com má fama. A manteiga orgânica é uma gordura saturada, mas não faz mal se ingerida com moderação, e é definitivamente melhor do que substitutos de manteiga preparados quimicamente.

9. Elimine de sua dieta xarope de milho com alto teor de frutose, outros tipos de xarope de milho, adoçantes artificiais, farinha branqueada e enriquecida e açúcar branco refinado

Graças ao material genético herdado dos nossos ancestrais, nossos corpos são feitos para reconhecer alimentos naturais e saber o que fazer com eles. O xarope de milho com alto teor de frutose foi criado em 1967, e nossos corpos ainda não tiveram tempo para se adaptar a esse produto e aprender o que fazer com ele. Adoçantes artificiais criados quimicamente são conhecidos por causar um pico nos níveis de insulina, o que pode exaurir o pâncreas. A farinha branqueada enriquecida é desprovida de qualquer valor nutritivo: o gérmen e a camada externa do farelo são removidos e, na sequência, o trigo é branqueado com óxido de nitrogênio, cloro, cloreto, nitrosilo e peróxido de benzoílo misturados com vários sais químicos. Usar essa farinha significa que você não apenas consome algo desprovido de nutrientes, mas também ingere resíduos de substâncias químicas. Em vez de consumir qualquer um desses produtos, prefira farinha orgânica, não branqueada e não bromada, e açúcar turbinado orgânico, açúcar orgânico, açúcar mascavo orgânico, mel orgânico e xarope de bordo classe A orgânico.

10. Reduza seu consumo de alimentos congelados e enlatados

Quando a variedade de hortifrútis se limita a determinadas épocas do ano, o hortifrúti congelado é melhor? No que diz respeito a nutrientes, o tempo é crucial. Quanto mais tempo o alimento de origem vegetal ficar fora da terra ou o animal estiver morto, menos nutrientes ele contém. Existe um princípio no aiurveda chamado prana, ou "força vital e vitalidade". Todo ser vivo tem prana, a menos que tenha sido alterado por substâncias químicas ou toxinas ou que tenha ficado sem luz do sol e água. O mesmo prana em uma entidade viva nos é fornecido pelo alimento. Assim que um vegetal é retirado da terra ou um animal é abatido, ele começa a perder seu prana e continua a perdê-lo com o passar dos dias. Alimentos congelados têm seu prana literalmente congelado no tempo, mas, mais dia, menos dia, ele vai perder seu prana. A quantidade de prana presente no alimento congelado depende do período que ele esteve congelado. A maioria dos enlatados é preservada em água ou algum outro líquido, e os nutrientes vazam para o líquido enquanto a lata fica na prateleira. E, como a maioria das pessoas joga fora o líquido que cerca o alimento, jogamos fora também os nutrientes. Via de regra, se o alimento não vê a luz do sol há um tempo, é melhor reduzir seu consumo ou eliminá-lo completamente da sua dieta.

11. Beba água filtrada, destilada ou mineral

A água é sem dúvida a coisa mais importante que colocamos nos nossos corpos. Considerando que nossos corpos contêm cerca de ⅔ de água e nossos cérebros, mais de 80 por cento de água, não é de se admirar que fiquemos mal-humorados quando estamos um pouco desidratados. A quantidade mínima de água que você deve beber por dia é de oito copos. E é melhor não contar bebidas como chá, café ou refrigerante, pois elas têm um efeito diurético no corpo, fazendo você urinar com mais frequência e, com isso, perder água mais rapidamente que o normal. Pessoas com maior massa corporal e pessoas atléticas podem precisar de ainda mais água.

Se o problema for o gosto, adicione à água algumas gotinhas de suco fresco de limão ou lima ou algumas colheres de sopa de outro suco natural. Muitos pacientes dizem que esquecem de beber água. Meu conselho é encher uma garrafa com a quantidade que você precisa tomar por dia e partir daí.

A qualidade da água é de extrema importância. Em geral, a água encanada é fortemente clorada ou contém outras substâncias químicas que a mantém livre de microrganismos. A água destilada talvez seja a mais segura. Água mineral também é uma boa opção. A água filtrada pode melhorar o sabor, mas nem todos os filtros removem os contaminantes.

12. Seja moderado e evite extremos

Lembre-se da regra 90-10: siga as orientações nutricionais durante 90 por cento do tempo e permita-se 10 por cento de flexibilidade. Meu querido professor dr. David Simon sempre dizia: "Se disser 'não faço' ou 'não posso' vezes demais, isso vai amarrar suas cordas vocais". Siga as orientações na maior parte do tempo e elas vão se tornar parte de quem você é. Mas não surte. Tome um sorvete de vez em quando, coma uma pizza congelada. Só não permita que essa vire a norma.

Orientações para recriar a conexão mente-corpo com o alimento

A consciência vem em todos os níveis. A consciência alimentar é importante para reconectar o corpo-mente. Se você já tentou dar comida para uma criança pequena, sabe bem a dificuldade de fazê-la comer quando ela não está com fome. Certos alimentos, situações, emoções, ambientes ou circunstâncias podem criar uma desconexão entre corpo, mente e alma quando o assunto é comida. O motivo por que tantas pessoas têm problemas para comer é que, embora seja um ato necessário para a sobrevivência, ele também está ligado a nossa origem, emoções e relacionamentos. Talvez para você, a comida, no passado, significasse um gesto afetivo de alguém num relacionamento amoroso com você. Ou talvez não comer fosse uma forma de protestar contra as regras estabelecidas por um pai ou por uma figura autoritária. Ou talvez você veja a comida, ou a falta dela, como uma forma de punição.

Com a consciência alimentar, podemos desarmar a resposta emocional ou pavloviana, livrando-nos dos gatilhos e sintonizando-nos com os sinais de conforto e desconforto de nossos corpos. A mudança que deve acontecer é uma mudança da ideia de comer para viver ou sobreviver para a de nutrir o templo que abriga nossa alma. Comer é um ato prazeroso, sagrado. Deve ser respeitado e reverenciado. No último capítulo, discutimos o darma. Como você pode viver seu darma se está sempre se sentindo mal por causa do alimento que está consumindo ou da forma como o consome? Acreditar com todo o coração que o alimento é medicinal vai transformar a maneira como você o vê. Você não vai mais estar aprisionado pelo alimento em si, pelos comerciais na TV ou pelos produtos artificiais nas prateleiras do mercado. Em vez disso, estará procurando maneiras de otimizar seu nível de energia com a ingestão alimentar adequada.

Dez orientações para a consciência alimentar

1. **COMA APENAS QUANDO ESTIVER COM FOME.** Essa parece óbvia, mas quantas vezes você não comeu apenas porque olhou no relógio e notou que era hora do café, do lanche ou do almoço? Um bom exercício é colocar a mão no estômago, fechar os olhos e notar se há algum alimento ainda não digerido ali. Você pode perceber uma leve sensação de saciedade. Talvez sinta um pouco de indigestão ou, se arrotar, sinta o gosto do alimento não digerido. Esse é um bom indicador de uma refeição não digerida. Outra maneira de decidir se realmente precisa de mais comida é controlar quando foi a última coisa que colocou algo na boca além de água. As pessoas do tipo Vata devem esperar de duas a quatro horas para comer novamente. Tipos Pitta devem esperar de três a cinco horas e tipos Kapha, de quatro a seis antes de comer novamente.

2. **Coma num ambiente calmo.** Seu corpo não deve estar agitado por barulhos extremos, luzes gritantes ou uma discussão acalorada enquanto se alimenta. Você também deve evitar assistir à TV, ouvir rádio, navegar na internet, mandar mensagens e falar ao telefone. Não é possível manter a consciência quando se está distraído.
3. **Coloque o garfo no prato entre as mordidas.** O prazer de comer surge com o comedimento. Não dá para ter prazer em comer se você fica enfiando a comida na boca. Você não é uma lata de lixo. Prometo que ninguém vai tirar sua comida de você.
4. **Coma dois punhados de comida por refeição.** Você ficaria surpreso com a forma como o controle de porções é eficiente na perda de peso, na manutenção de peso ou na sensação de conforto depois de uma refeição. Para medir a quantidade de comida ideal para você, comece com uma substância seca, como arroz cru. Encha uma tigela com o arroz e coloque uma vazia do lado. Usando as duas mãos juntas, pegue arroz suficiente para encher suas mãos e o deposite na tigela vazia. Faça isso duas vezes. Depois, usando uma xícara medidora, meça a quantidade de arroz que colocou na segunda tigela. A maioria das pessoas vai descobrir que eliminou entre duas e três xícaras.
5. **Pare de comer quando estiver satisfeito, mas não cheio.** Quando está satisfeito, você normalmente suspira uma vez. Olha para o prato e diz "Estava bom". Se seu prato ainda estiver pela metade, peça para alguém retirá-lo ou coloque as sobras num vasilhame, ou jogue fora no mesmo instante. Você pode não fazer ideia de qual é a sensação porque sempre foi de comer até ficar cheio. Mas, com a prática, vai recuperar a capacidade de detectar os sinais de satisfação do seu corpo.
6. **Não coma se não estiver gostando da comida.** Para a sua saúde, respeite esta orientação. Já caí na armadilha de comer comida ruim e imagino que você também. Só porque a comida está na sua frente, você come – mesmo se ela for de má qualidade, oleosa demais, gordurosa demais ou simplesmente nojenta.

Talvez você tenha medo de desperdiçar ou se deixou levar pela apatia. Qualquer que seja o motivo, lembre-se de que a energia que vem do alimento vai nutrir seu corpo e suas células. Se ele não for atraente para você, suas células também não vão gostar.

7. **Sente-se para comer a uma mesa bem posta.** Não coma sentado no carro, em pé na cozinha ou andando pelo parque ou pelo shopping. Sente-se e permaneça consciente em relação ao que está fazendo. Limpe seu espaço para comer. Retire papéis, livros, computadores, correspondências e contas antes de se sentar. Coloque algumas flores frescas ou velas e um belo jogo americano ou toalha de mesa. É impossível extrair todas as substâncias químicas de cura de uma refeição recém-preparada se estiver olhando para uma conta de cartão de crédito na mesa.

8. **Beba apenas água durante as refeições, em pequenas quantidades.** Beber grandes quantidades de qualquer coisa dilui os sucos gástricos e dificulta a digestão. A água deve estar em temperatura ambiente; tome apenas pequenos goles ao longo da refeição. Qualquer outra bebida deve ser consumida fora das refeições.

9. **Não coma quando estiver triste.** Tomar um pote de sorvete não vai curar seu relacionamento com seu cônjuge, e acabar com aquele cheesecake não vai fazer sua mãe parar de lhe dar ordens. Também é verdade que pular uma refeição por causa de um abalo emocional não vai matar você. Você provavelmente tem energia reservada no seu corpo para compensar essa refeição. Comer enquanto está triste pode criar uma miríade de problemas digestivos capazes de deixar você doente. Tome apenas água morna até se acalmar ou voltar a sentir fome de verdade.

10. **Seja grato pelo alimento que você tem.** Dê graças ao Criador, em qualquer forma que o conceber, ao cozinheiro, ao garçom ou garçonete, ou a qualquer pessoa envolvida nos atos de preparar e servir seu alimento. Mesmo se você não os vir diretamente, tenha gratidão em seu peito. Essa sensação vai lhe permitir a melhor digestão e assimilação possível de nutrientes.

Alimente-se de acordo com seu tipo de mente-corpo

Se não fizer nada além de aplicar as doze orientações para um plano alimentar aiurvédico e as dez orientações para recriar a conexão mente-corpo com o alimento, você já vai ver sua saúde melhorar de maneira acentuada. Mas, se quiser aprender a se alimentar de acordo com seu tipo de mente-corpo, não deixe de ler as páginas a seguir, nas quais apresento alguns passos simples.

Uma dieta específica para o seu dosha é a mais recomendada para quando você detectar que seu corpo está desequilibrado ou desencontrado. Depois que começar a recuperar a sintonia com seu corpo, você vai notar se desequilíbrios acontecerem. Talvez você perceba primeiro uma sensação geral de fadiga. Se for um tipo Vata, pode apresentar pele seca, olhos secos, nervosismo, dificuldade para dormir ou mais estresse que o normal. Desequilíbrios típicos de Vata também incluem constipação intestinal e excesso de gases. Um tipo Pitta pode notar um pouco mais de irritabilidade quando fora de equilíbrio. Pode sofrer alta acidez, refluxo ácido ou hipersensibilidade a alimentos apimentados ou azedos. Um Pitta desequilibrado também pode sofrer erupções cutâneas ou acne. Um tipo Kapha vai comer mais do que o normal e notar ganho de peso, ou se sentir pesado e letárgico. Congestão nasal, excesso de muco e complacência são todos sintomas de um Kapha nessa condição.

Quando se está fora de equilíbrio, o dosha que está especificamente desequilibrado começa a aumentar no corpo. Como você não precisa de mais do que já tem, o aumento do dosha vai fazer você sentir um desconforto. Por exemplo, um tipo Kapha já tem uma quantidade razoável de elementos de água e terra em sua constituição de mente-corpo. Vamos supor que um Kapha andou comendo muito nas festas (aumento de terra), passou frio e foi obrigado a ficar em casa por alguns dias (aumento de terra e água pelo clima e pela inércia), e pegou um resfriado que causou congestão peitoral e nasal (aumento de água). O peso da comida, a inércia de ficar dentro de casa e o aumento de muco fizeram o Kapha aumentar no corpo. Para rebater esse aumento, essa pessoa deve seguir uma dieta de tipo Kapha para reduzir o Kapha.

LEMBRE-SE: *você não precisa de mais do que já tem naturalmente.*

Experimente uma dieta específica para seu dosha dominante por três a cinco dias e note se sente alguma melhora. Além de seguir essa dieta, beba um chá de ervas específico ao dosha entre as refeições. Lembre-se: você não estará eliminando outros sabores, mas aumentando aqueles que equilibram seu dosha e reduzindo os que o agravam.

A questão que costuma surgir sobre esse tema é: "Se tenho dois doshas dominantes, que dieta devo seguir?". Como regra geral, siga a dieta específica do seu dosha mais forte. No entanto, se achar que seus sintomas refletem o segundo dosha, siga a dieta dele. Por exemplo, se seu prakruti for Vata-Pitta, siga uma dieta pacificadora ou específica de Vata. Mas, se estiver apresentando refluxo ácido, fezes moles e se sua pele estiver quente ao toque, você está com excesso de Pitta e deve seguir uma dieta pacificadora de Pitta. Outra maneira fácil de decidir é levar a estação em conta. Na estação Pitta (verão), por exemplo, siga uma dieta específica de Pitta. Na estação Vata (outono ou começo de inverno), siga uma dieta específica de Vata.

Isso pode parecer um ótimo ato de balanceamento, e de fato é. Graças ao alimento que comemos, os líquidos que bebemos, as experiências que vivemos e as emoções que processamos, estamos num fluxo constante entre equilíbrio e desequilíbrio. No entanto, essa não é uma ciência exata. Mas agora que você sabe seu estado de ser natural (prakruti) e como se sente fora de equilíbrio (vikruti), você tem as ferramentas para impedir que o pêndulo vá demais para esta ou aquela direção.

Se examinarmos os cinco grandes elementos e os seis sabores, podemos ver como cada um se corresponde com o aumento ou redução nos elementos em nossa constituição mente-corpo:

Espaço (akasha): intensificado por sabores amargos e adstringentes.
Ar (vayu): intensificado por sabores amargos, picantes e adstringentes.
Fogo (tejas): intensificado por sabores picantes.
Água (jala): intensificado por sabores salgados e azedos.
Terra (prithivi): intensificado por sabores doces.

Dieta específica para Vata

Como o Vata é composto de espaço e ar, uma dieta Vata vai conter sobretudo alimentos com uma grande quantidade de água e terra (as qualidades opostas de espaço e ar). O que se precisa fazer é:

Aumentar: doce, azedo, salgado
Reduzir: amargo, picante, adstringente

Primeiro de tudo, para equilibrar o dosha Vata, já leve e frio, os tipos Vata devem comer alimentos quentes, pesados, oleosos e doces. Alguns exemplos são: comidas caseiras como refogados, ensopados, massas, torta de maçã, pudim de pão e pão quente com azeite são todos pacificadores de Vata. Os tipos Vata podem comer alimentos frios, mas apenas em climas muito quentes. Vatas reagem melhor a verduras e legumes cozidos do que crus, leite semidesnatado ou integral em vez de leite desnatado, e frutas doces como manga, banana madura e pera. Os três sabores em que os tipos Vata devem se concentrar são doce, azedo e salgado, e devem comer quantidades menores de amargo, picante e adstringente.

Dieta específica para Pitta

Lembre-se de que o Pitta é composto de fogo e água. Os tipos Pitta precisam se manter frios e reduzir um pouco de água. O melhor tipo de alimento para Pittas são os refrescantes, com sabores doce, amargo e adstringente:

Aumentar: doce, amargo, adstringente
Reduzir: azedo, salgado, picante

Ao contrário dos Vatas, os Pittas se dão bem com saladas e alimentos mais frescos o ano todo. Podem comer verduras e legumes crus, feijões, lentilhas e brotos. Muitas vezes, se dão melhor com uma dieta vegetariana. Como seus apetites são bons e às vezes vorazes, os Pittas precisam tomar cuidado para não comer demais, mesmo se forem os alimentos certos. Para recuperar e manter o equilíbrio, uma pessoa com constituição Pitta deve ficar longe de alimentos apimentados e oleosos, minimizar a ingestão de carne vermelha e evitar o consumo de álcool. Uma pessoa Pitta também deve minimizar a ingestão de sal.

Dieta específica para Kapha

Como o Kapha é composto de água e terra, os tipos Kapha precisam de mais espaço e ar ou de qualidades mais leves. Isso significa uma dieta oposta a uma dieta Vata:

Aumentar: amargo, picante, adstringente
Reduzir: doce, azedo, salgado

Kapha é um dosha frio como o Vata, mas os Kaphas costumam se dar bem com verduras e legumes crus e saladas, desde que não estejam muito gelados. Os sabores amargo, picante e adstringente ajudam a equilibrar Kaphas, que devem reduzir seu consumo dos sabores doce, azedo e salgado. Exemplos de alimentos de tipo Kapha incluem húmus apimentado, sopa de lentilha, legumes, verduras e tofu salteados, peixe magro, burrito vegetariano, salada de frutas e amêndoas. Sempre que possível, o Kapha deve acrescentar temperos para acelerar o metabolismo, e pequenas quantidades de café ou chá cafeinado são totalmente aceitáveis para ajudar a aumentar o nível de energia de uma pessoa

Kapha. Para se reequilibrar, Kaphas devem tomar café da manhã mais tarde ou pular essa refeição. Os tipos Kapha precisam de duas refeições de tamanho razoável ou uma a duas refeições de tamanho médio, sem lanches entre elas.

Exercício: Plano alimentar específico ao seu dosha

Usando as orientações sobre alimentação específica ao dosha, a lista de seis sabores nas pp. 82-84 e os exemplos de refeição nas pp. 84-85, crie um plano para as suas refeições segundo seu dosha dominante. Se tiver dois tipos de dosha, você pode precisar de um plano para ambos dependendo da estação. Em geral, você vai comer segundo seu dosha dominante em três estações e seguir a dieta para seu dosha secundário na estação apropriada a ele. As estações costumam se dividir da seguinte maneira (mas podem variar segundo a localização geográfica): a estação Kapha vai do fim do inverno à primavera, a estação Pitta é o verão, e a Vata vai do outono ao início do inverno. Lembre-se de incluir todos os seis sabores em cada refeição.

Café da manhã:
Almoço:
Lanche:
Jantar:

Alimente o templo que abriga a sua alma

O aiurveda nos ensina que existe energia em tudo. Essa energia, chamada prana, ou força vital, existe em todo lugar. O meu desejo é que você passe por uma mudança de consciência no que diz respeito à comida e à alimentação do seu corpo, mente e alma. Considere a ideia de que o prana existe não apenas no seu alimento, água e bebida, mas também na energia que coloca na preparação dele. Você já comeu um prato feito com amor? Pode ser um bolo ou uma sopa que sua avó sempre prepara ou aquela refeição caseira que sua mãe faz toda vez que você a visita. Essa comida não tem um sabor muito melhor do que quando você mesmo cozinha?

Comer é um ato sagrado do qual todos devemos participar pelo menos algumas vezes por dia. Tente encontrar prazer na compra do alimento, na preparação e na degustação dele. O amor, o prazer e a felicidade que você sente vai levar energia a ele. Quando preparar a refeição para a sua família, cozinhe com amor. O alimento que nutre o corpo que abriga sua alma nunca deve ser chamado apenas de "calorias". Você não está simplesmente "enchendo o tanque". Está criando prana. Está criando energia vital, que vai lhe dar prazer para você levar consigo ao longo do dia. É por isso que muitos se queixam que não têm energia, que estão cansados na maior parte do tempo. É aí que a energia começa. Alimente seu corpo de maneira adequada, aumente a consciência com a sua alimentação e considere-a um ato sagrado. Então, e apenas então, você vai começar a curar seu corpo físico.

Rotina diária e rotina sazonal: Respeite as fases da natureza

A natureza respeita uma certa dinâmica. As estações mudam. Existem ciclos. Existe um ciclo de nascimento, vida, morte e renascimento. Árvores decíduas e animais hibernantes dormem durante o inverno. O sol nasce e se põe todos os dias, trazendo dia e noite ao nosso planeta. Borboletas e pássaros voam para regiões quentes no inverno e voltam na primavera. E, se os humanos não atrapalharem, tudo acontece de acordo com o plano.

Saúde física

Como parte da natureza, também devemos respeitar suas fases. Nossos ancestrais as respeitavam antes da invenção da eletricidade, porque eles eram conectados ao planeta. Agora, estamos desconectados. Em muitos países, podemos fazer compras em lojas ou na internet 24 horas por dia. Podemos jantar ou ver TV a qualquer hora. Acessíveis a nós através de nossos aparelhos eletrônicos, nossos trabalhos, amigos e parentes nos fazem exigências o tempo todo, a qualquer hora. Estamos sempre "on-line", a menos que nos obriguemos a fazer uma pausa. Alguns dias atrás, eu estava na apresentação de coral do meu filho e fiquei surpresa ao ver não apenas crianças, mas também adultos usando seus aparelhos durante o evento inteiro. Todo mundo esqueceu de aproveitar o momento?

Meus clientes frequentemente reclamam de não ter um momento no dia para si mesmos. Mas, ao analisar suas rotinas diárias, descubro que eles podem, sim, tirar um tempo. Com atividade contínua nos nossos dias e noites, não é de se surpreender que o nervosismo e o estresse estejam acabando com a nossa saúde. O aiurveda ensina que devemos respeitar o ciclo de descanso e atividade para ter uma vida saudável. Não podemos simplesmente ir seguindo e seguindo até cairmos duros no chão. Onde está o prazer em ir seguindo? E aonde você está querendo chegar?

Rotina diária aiurvédica

Segundo o aiurveda, os doshas governam não apenas as estações, mas também o ritmo diário, ou circadiano.

O relógio de 24 horas é dividido em seis partes:

2h às 6h: horário Vata
6h às 10h: horário Kapha
10h às 14h: horário Pitta
14h às 18h: horário Vata

18h às 22h: horário Kapha
22h às 2h: horário Pitta

2h às 6h: horário Vata

O corpo está num estado hipermetabólico. O sono é importante nesse período porque o estado de sonho, que é o mais proeminente nesse período, purifica a mente e as emoções. Acordar pouco antes das 6h garante que a pessoa se sinta mais alerta de manhã.

6h às 10h: horário Kapha

O corpo entra em um estado hipometabólico. Acordar tarde, nesse período Kapha, pode deixar a pessoa com uma sensação grogue e pesada a manhã toda. É melhor começar o dia no início do período Kapha ou antes. Esse é um bom período para meditar, fazer uma ioga leve, como algumas Saudações ao Sol (para instruções, consulte o apêndice) e, se você for do tipo Kapha, fazer um pouco de exercício cardiovascular e treinamento de força. Kaphas podem esperar até as 9h30 ou 10h para tomar café da manhã se tiverem pouca fome. Vatas devem comer algo quente, e Pittas precisam comer alguma coisa para começar o dia.

10h às 14h: horário Pitta

Essa é a hora do dia em que a chama digestiva está no ápice. A maior refeição deve ser feita nesse período. Respeitando as orientações para consciência alimentar, separe um tempo para comer longe da sua mesa e de outras distrações. Fique sentado calmamente por cinco minutos após a refeição e, se possível, faça uma caminhada de dez ou quinze minutos depois de comer.

Saúde física

14h às 18h: horário Vata

Durante esse segundo período Vata do dia, o corpo volta a ficar hipermetabólico. Se não tiver comido demais no almoço, vai se sentir enérgico e mentalmente ativo. O fim do horário Vata é bom para meditação e, se você não tiver se exercitado de manhã, esse é o período ideal para isso.

18h às 22h: horário Kapha

Seu corpo está se acalmando, preparando-se para o sono. Faça um jantar leve, uma caminhada lenta depois e pratique atividades pouco intensas. Procure ir para a cama em torno das 22h.

22h às 2h: horário Pitta

Já fez lanchinhos tarde da noite? Se sim, o motivo é que sua chama digestiva voltou a se acender, mas, dessa vez, para digerir o alimento e fazer o reparo das células. Durante o segundo período Pitta, você deve estar dormindo. A expressão "sono da beleza" descreve bem esse período. A chama Pitta está destruindo células danificadas, reparando outras e rejuvenescendo seu corpo. Portanto, a conclusão é: não coma durante o segundo período Pitta. As toxinas vão acabar se acumulando no seu corpo, porque ele vai se concentrar em digerir o alimento antes de remover toxinas e reparar células.

Rotina para o sono ideal

Na minha prática, descobri que muitos dos meus pacientes têm problemas de sono. Para alguns, o motivo é tensão familiar, preocupações financeiras ou estresse no ambiente de trabalho. Existem várias coisas que você pode fazer para ter um sono natural e profundo à noite. Antes de recorrer a medicamentos para dormir, experimente estas práticas.

Medite diariamente

Como explicado no capítulo 4, a rotina ideal é meditar duas vezes ao dia, de manhã e à noite, de vinte a trinta minutos. Sozinha, essa prática ajuda 90 por cento dos meus pacientes com problemas de sono.

Crie um espaço confortável feito para dormir

Muitos especialistas do sono concordam que o quarto deve ser reservado para o sono e atividades íntimas. Remova toda a bagunça. Mantenha as roupas sujas, cestos de roupa, sacolas e outros objetos longe da região da cama. Televisões e outros eletroeletrônicos não devem ficar no quarto, pois são distrações e emitem um campo de energia eletromagnética. Espalhe suas obras de arte ou citações favoritas, fotos bonitas, flores ou velas perfumadas pelo quarto.

Evite cafeína e álcool depois das 16h

Em alguns casos, os problemas de sono são causados simplesmente pela ingestão de café, chá ou refrigerante perto demais da hora de dormir. Troque por chá de ervas ou água, se precisar beber algo antes de dormir. E, se tiver o costume de beber álcool, saiba que, segundo especialistas, mesmo um drinque durante o *happy hour* pode causar insônia na segunda metade do sono.

Saúde física

Evite lanchinhos de duas ou três horas antes de dormir

De acordo com uma rotina diária aiurvédica, você deve fazer um jantar leve até cerca de três horas antes de dormir. O ideal é que não coma mais nada até o dia seguinte. Essa recomendação ajuda a induzir o sono quando você está pronto para descansar e ajuda a manter o peso sob controle.

Evite atividades mentalmente estimulantes ou exercício intenso de uma a duas horas antes de dormir

Cuidar do orçamento ou dos impostos ou assistir a suspenses psicológicos intensos ou mesmo ao jornal antes de ir para a cama pode prender a mente. Opte por não ver o noticiário, deixe o trabalho ou as contas a pagar para o dia seguinte, e prefira ler um livro inspirador ou espiritual.

Coloque óleos de aromaterapia no travesseiro ou nos lençóis

Certos aromas como lavanda, baunilha, jasmim e camomila ajudam a induzir o sono. Você pode comprar sprays de essências ou fazer um com água destilada. Certifique-se de que está usando essências de verdade, que são mais concentradas e duram mais. Você pode colocar algumas gotinhas no seu travesseiro ou nos lençóis, ou aplicá-las num chumaço de algodão e deixá-lo embaixo do travesseiro. Uma solução que não dá trabalho seria colocar um sachê de lavanda embaixo do travesseiro de manhã e mantê-lo ali até estar pronto para dormir.

Mantenha um diário para descarregar os pensamentos do dia

Uma das maiores queixas que ouço no meu trabalho é: "Não consigo desligar minha mente". Manter um diário é uma das melhores formas de esvaziar a cabeça antes de ir dormir. Não importa como você faz isso. Você pode escrever sobre o seu dia ou sobre seus pensamentos e sentimentos, ou até redigir listas de coisas que precisa fazer no dia seguinte. Um ótimo exercício é anotar todas as coisas pelas quais é grato. Existe poder em colocar as coisas no papel, e isso funciona para esvaziar a mente para dormir.

Vá para a cama na mesma hora todas as noites e acorde na mesma hora todas as manhãs

Parece óbvio, não? E funciona. O aiurveda recomenda já estar dormindo entre 22h e 23h e acordar em torno das 6h. Quando se treina o corpo para dormir em determinado horário, ele vai se acostumar com o sono. Os maiores desequilíbrios ocorrem quando se tem um horário irregular para dormir e acordar.

Tome um banho quente e se massageie com óleo de gergelim quente ou óleo de Vata

No banho, você pode usar as mesmas essências de aromaterapia listadas na seção de aromaterapia. A prática aiurvédica inclui uma automassagem chamada *abhyanga*. À noite, uma massagem eficaz leva cerca de dois minutos. Use um óleo de gergelim específico para massagem ou um óleo de Vata (específico do dosha). Geralmente, o óleo de Vata é usado para estimular o sono mesmo para outros doshas, por ser calmante. Coloque uma colher de sopa na palma da mão e comece massageando a parte de trás das orelhas, descendo para a nuca. Em seguida, massageie o estômago num movimento horário e termine com as solas dos pés. Essa técnica também pode ser usada em crianças pequenas e bebês que têm dificuldade para dormir.

Beba um copo de leite com noz-moscada e cardamomo, ou tome um chá de camomila ou de Vata

Tradicionalmente, o leite quente é usado como indutor de sono, e uma receita aiurvédica pede uma pitada de noz-moscada e cardamomo; também é possível acrescentar uma colher de chá de açúcar. Do mesmo modo, o chá de camomila é um tranquilizador natural. O chá de Vata, feito de ervas pacificadoras de Vata, é bom para induzir o sono de todos os doshas, e também pode ajudar.

Durma com as luzes apagadas

Este conselho pode parecer óbvio, e é. Mas você pode estar entre a grande porcentagem de pessoas que dormem com algumas luzes acesas. Para a liberação da quantidade adequada de hormônios, como a melatonina, seu corpo precisa de escuridão. Mesmo uma luz fraca ou a luz difusa da TV podem inibir a produção desse hormônio, causando não apenas distúrbios de sono, mas também depressão.

Inclua trinta minutos de exercício cardiovascular na sua rotina diária

Na próxima seção, vamos discutir a atividade física e os tipos ideais para o seu dosha. Mas coisas simples como uma caminhada leve podem ajudar você a ter uma boa noite de sono.

Movimente seu corpo

Pensar sobre atividade física é algo novo para a espécie humana. Até 75 anos atrás, os humanos praticavam atividades físicas naturalmente como parte do seu cotidiano. Quem morava no interior trabalhava na roça ou num jardim; quem morava no centro ou nos bairros da cidade ia a pé a todos os lugares. Ao simplesmente realizar atividades do dia a dia, as pessoas faziam o exercício que seus corpos necessitavam, e mais um pouco.

Nos países industrializados, as pessoas precisam se preocupar em movimentar seus corpos para mantê-los saudáveis. Pense nas suas atividades diárias. A sua rotina atual incentiva você a continuar sedentário? Você fica inativo na maior parte do tempo?

Para viver com a saúde ideal, é preciso movimentar o corpo. O exercício mantém seus músculos fortes, remove toxinas e ajuda na digestão, no sono, na produção de hormônios, entre outras coisas. Não existe nenhum substituto para a atividade diária, e nenhuma pílula mágica vai ajudar.

Os três componentes de um programa de condicionamento

Para tornar seu regime de exercícios completo, você deve incluir três componentes: movimento cardiovascular, treinamento de força ou resistência, e treinamento de flexibilidade. Muitos programas combinam pelo menos dois desses componentes.

O treinamento cardiovascular talvez seja o mais praticado, uma vez que é o mais fácil de realizar. Dá para fazer seus trinta minutos de cardiovascular realizando atividades como caminhada, corrida, ciclismo, dança e jardinagem. A questão, porém, é a seguinte: todos têm uma zona alvo da frequência cardíaca, na qual o coração trabalha com cerca de 70 por cento de sua capacidade. Essa zona alvo muda de acordo com o peso e a idade. Para se beneficiar ao máximo do seu treino cardiovascular, você deve manter essa frequência por pelo menos vinte minutos. Quanto mais saudável você é e mais velho fica, mais difícil é conseguir isso com uma simples caminhada. Você pode precisar fazer um treinamento com intervalos ou aumentar o ritmo em qualquer uma de suas

Saúde física

atividades a fim de se manter dentro da zona alvo. A melhor maneira de saber se você está na sua zona alvo é usar um monitor de frequência cardíaca. Eles são relativamente baratos e valem o investimento.

O treinamento de força ou resistência é o segundo componente de um programa de condicionamento completo. Use pesos, aparelhos de peso ou o peso de seu próprio corpo como resistência. Quanto mais velhos ficamos, mais massa muscular perdemos, por isso o treinamento de força é tão essencial quanto o cardiovascular.

Flexibilidade é o terceiro componente. Para nos mantermos jovens, saudáveis e equilibrados, precisamos incluir o treinamento de flexibilidade.

O aiurveda prioriza a ioga porque ela é praticada com resultados positivos há muito tempo e tem inúmeros benefícios, não apenas para o corpo físico, mas para o corpo emocional e espiritual também. Em sânscrito, a palavra *yoga* significa "união". O que celebramos na ioga é a união de mente, corpo, alma e espírito. Uma série de posições em particular, chamada Saudação ao sol, ou Surya Namaskar em sânscrito, é extremamente benéfica. Essa série de doze movimentos exercita todos os principais grupos musculares do corpo e dá conta do treinamento de flexibilidade e força. Quando mantida por pelo menos vinte minutos, a Saudação ao sol também pode ser considerada uma prática cardiovascular saudável. Consulte os diagramas dos doze movimentos no apêndice.

A ioga se tornou popular nos últimos anos, mas permita-me acrescentar uma nota de precaução. Nem toda instrução de ioga é boa. No estúdio Ayurvedic Path Yoga, praticamos uma forma segura chamada hata-ioga. Tomamos cuidado para que os alunos entrem e saiam da postura com segurança, ensinando-os a respeitar seus corpos e evitar quaisquer posturas que não pareçam adequadas. A melhor prática de ioga ensina você a entrar em contato com seu iogue interno em vez de acatar ordens que o incitem a fazer posturas para as quais seu corpo não está preparado.

Além de ioga, você pode fazer alguns alongamentos simples, pilates ou tai chi.

Movimente-se de acordo com o seu tipo de mente-corpo

Embora qualquer exercício ou atividade que movimente o corpo faça bem, existem atividades ideais para cada tipo de mente-corpo.

Tipos Vata

Compostos pelos elementos de ar e espaço, os tipos Vata têm picos e vales de energia. Eles precisam de um regime de exercício que seja leve e criativo, que desperte seu interesse. Os Vatas se dão melhor com caminhada, natação, dança, ioga, exercícios aeróbicos, corrida leve ou um esporte que não seja vigoroso demais. Além disso, precisam variar suas rotinas para não ficar entediados. Sua energia vital se esgota rapidamente, por isso correr uma maratona pode não ser bom para um tipo Vata.

Tipos Pitta

Essas pessoas intensas são compostas principalmente de fogo e água. Elas são naturalmente atraídas por atividade, mas sobretudo pelo aspecto competitivo. Os tipos Pitta gostam de vencer. Eles têm mais resistência do que os Vatas, mas ao praticar esportes precisam tomar cuidado com o aspecto inflamado de suas personalidades, para não ficarem agressivos demais em sua competitividade. Os Pittas se dão especialmente bem com exercícios ao ar livre. Eles podem praticar corrida, jogging, caminhada, atividades aeróbicas, ciclismo e trilha; natação é especialmente benéfica para os Pittas. Encontro uma quantidade significativa de tipos Pitta que gostam de praticar *hot yoga* (ioga praticada em altas temperaturas). No entanto, ela não é indicada para os Pittas, que já têm calor suficiente. Praticar atividades no calor pode agravar o Pitta.

Tipos Kapha

O mais lento dos três doshas, o Kapha é composto de água e terra, por isso os Kaphas precisam de movimento em sua rotina cotidiana. Isso pode ser um desafio, visto que os tipos Kapha têm menos inclinação para se mover. Eles precisam de atividades mais rigorosas. Ter um objetivo ajuda, como treinar para uma corrida de cinco quilômetros ou uma maratona. Sua estrutura sólida e sua estamina lhes permitem suportar esportes de resistência. Os tipos Kapha devem se exercitar durante o período Kapha da manhã, das seis às dez. Praticar atividades nesse horário vai acelerar o metabolismo e mantê-los mais enérgicos o dia todo. Kaphas também conseguem praticar ioga relativamente bem, e ela pode ser boa para eles. Até a meditação para Kaphas pode ser em movimento.

Exercício: Crie seu plano de movimento físico

Toda atividade que você praticar deve ser prazerosa. Seguir um plano de exercícios de que você não gosta não vai lhe causar mais benefícios e não vai manter você motivado. Aprender uma habilidade nova pode levar tempo, mas, se você se divertir, ela vai ser muito mais benéfica a longo prazo. Eu, por exemplo, faço aulas de salsa. Embora seja difícil aprender, isso estimula meu cérebro e meu corpo e eu me divirto, impedindo que meu lado Vata fique entediado.

A seguir, apresento um plano de movimento físico simples. Use-o como guia para montar o seu – um que reflita seus interesses e sua constituição. Lembre-se de incluir os três componentes de um programa de condicionamento: cardiovascular, força/resistência e flexibilidade. Se você for majoritariamente Vata, vai precisar incluir variedade, talvez alternar atividades dia sim, dia não, ou a cada três dias. Os tipos Pitta precisarão de várias atividades diferentes, e talvez uma que os tire de casa. Kaphas podem criar um plano e se manter fiéis a ele, visto que não gostam de desviar da rotina. No seu plano, inclua pelo menos cinco dias de atividade por semana.

Exemplo de rotina para um tipo Vata

Segundas e quartas: sessenta minutos de hata-ioga (para flexibilidade e força).
Terças e quintas: caminhada leve por 45 minutos usando um monitor de frequência cardíaca (cardiovascular).
Sextas: ir à academia e praticar trinta minutos de cardiovascular e trinta de treinamento de força (cardiovascular e força).
Sábados: dançar salsa (cardiovascular).

√ Checklist da saúde

Cura física

- ☐ Releia e comece a adotar as doze orientações para um plano alimentar de estilo de vida aiurvédico.
- ☐ Examine cuidadosamente seus armários, geladeira e despensa. Elimine todos os alimentos que contenham qualquer coisa artificial. Jogue fora os molhos, os que estejam velhos, fora da validade ou que contenham quaisquer ingredientes como gorduras hidrogenadas e xarope de milho com alto teor de frutose.
- ☐ Comece a estocar sua cozinha com produtos orgânicos: grãos, temperos, óleos e caldos saudáveis básicos.
- ☐ Lembre-se: menos é mais. Comer alimentos frescos é mais importante do que comprar de monte. Economize adquirindo pequenas quantidades de alimentos frescos e orgânicos em vez de

grandes pacotes de alimentos que você vai acabar jogando fora de qualquer jeito.
- [ ] Prepare uma amostra de cardápio de café da manhã, almoço e jantar para o seu tipo de mente-corpo aiurvédico.
- [ ] Leia e comece a adotar as dez orientações para consciência alimentar.
- [ ] Crie uma rotina diária que faça sentido e cole-a no espelho do banheiro.
- [ ] Crie um plano de exercício e movimento. Comece seguindo-o duas vezes por semana e, depois, acrescente um dia de movimento por semana até atingir cinco dias semanais.

CAPÍTULO 4

Saúde espiritual

Não somos seres humanos tendo uma experiência espiritual.
Somos seres espirituais tendo uma experiência humana.
— PIERRE TEILHARD DE CHARDIN

O aiurveda é um sistema baseado na consciência da saúde que inclui práticas espirituais. No meu centro de ioga, descobri que muitos pacientes que sofrem de sintomas físicos e, mais importante, emocionais, não incluem uma prática espiritual em sua vida cotidiana. Se você está nessa categoria e não sabe ao certo como integrar uma prática espiritual na sua vida, ou se está hesitante, esta seção vai lhe dar as ferramentas de que precisa para começar.

O que define "espiritual"?

Em termos simples, a palavra "espiritual" refere-se ao espírito ou à alma humana além do físico ou material. O problema com o conceito de espiritualidade é que ou as pessoas o amam ou odeiam. A maioria não

Saúde espiritual

entende o verdadeiro sentido de ser espiritualizado. E outros associam espiritualidade estritamente à religião. Se realmente somos seres espirituais tendo uma experiência humana, como Teilhard de Chardin sugere, como é possível que tão poucos saibam o verdadeiro sentido dela?

Acredito que a relação íntima entre as palavras "espiritual" e "religião" trouxe muita desconfiança ao conceito de espiritualidade graças à natureza imperfeita da religião institucionalizada. Muitas pessoas que conheço afirmam ser espiritualizadas, mas não religiosas. No entanto, no decorrer da conversa, percebo que, na verdade, elas são mais religiosas do que espiritualizadas. Embora alguns prefiram adotar o conceito de espiritualidade em vez de religião, às vezes é difícil fazer isso. Muitos cresceram nesta ou naquela religião. A religião, assim como a origem cultural ou educacional da pessoa, fica arraigada no tecido do nosso ser; por mais que nos esforcemos para mudar a nossa forma de pensar ou o nosso sistema de crenças, ela continua ali, como um amigo fiel. E, ao negar esse fato, muitas vezes descobrimos que esse amigo fica mais presente. Portanto, se você cresceu como cristão, muçulmano, judeu, hinduísta, budista ou alguma outra coisa, simplesmente aceite isso como parte de sua criação. O que não quer dizer que você não pode ir além do que aprendeu.

A espiritualidade, embora relacionada de certa forma com a religião, é uma coisa completamente diferente. Acredito que, como a espiritualidade é difícil de descrever, ao contrário da religião, muitos têm medo do assunto. Esse medo pode vir da nossa incapacidade de explicá-lo. Para parafrasear o dr. Deepak Chopra: "Quando acontece algo que não conseguimos explicar, chamamos de milagre. Mas, quando descobrimos o motivo, chamamos de ciência. No entanto, isso não o torna menos milagroso".

Nosso conhecimento é extremamente limitado. Se baseássemos nosso pensamento, crenças e noção de possibilidade apenas no que sabemos, estaríamos vivendo numa caixinha. E é isso que a maioria das pessoas faz. É como se tivéssemos nos mudado para uma casa com cem cômodos e, em vez de explorar ou mesmo ter consciência de que vivemos numa casa assim, nos confinássemos a quatro cômodos. Claro que podemos levar uma vida digna em quatro cômodos, mas por que não explorar os outros 96?

É imperativo que, no processo de cura ou de levar uma vida de completude, expandamos nossa visão de mundo e as possibilidades contidas nela. Por isso, quando definimos espiritualidade, podemos expandir nossa visão além da religião e, como resultado, também ter uma noção de intuição e vivenciar coisas como coincidências, sorte, amor, mistério, compaixão, fascínio e êxtase. E, quando vamos além, temos uma sensação de conexão, confiança, entrega e fluidez. É assim que sentimos o milagre.

Entenda que não importa qual religião você segue, se é que segue alguma; você pode levar – e você leva – uma vida espiritual. Também pouco importa se acredita em um ser superior. Conheci muitos ateus autodeclarados que não eram tão ateus assim. Muitos haviam se decepcionado com seu conceito particular de Deus quando lhe pediram algo que não se concretizou. Outros foram rejeitados por tantas religiões que concluíram que qualquer coisa relacionada a uma vida com Deus gera violência, caos e desarmonia. E outros, ainda, que acreditam que não existe nada além da esfera física ou que não possa ser provado, preferiram ignorar a possibilidade de um ser superior. No entanto, muitos ateus admitem que existe algo além, chamem isso de Mãe Natureza ou organização universal. Chame a vida além da materialidade como quiser. Mas uma vida de cura não pode acontecer sem que aceite essa parte de você.

Aceite seu eu espiritual

Para cultivar a consciência do seu eu espiritual, é essencial voltar-se para dentro de si. Durante toda a vida, fomos chamados para o mundo exterior em tudo que fazemos. Quando nascemos, nossa ligação com nossos pais ou responsáveis nos deu aquilo de que precisávamos para sobreviver. Nós usávamos esses responsáveis, assim como usávamos nossos irmãos, avós e outros membros da família, para nos ajudar a formar nosso conceito de eu e nosso lugar no mundo. Na escola, procurávamos a aprovação e a orientação dos professores e amigos. Em todas as partes de nossas vidas – no trabalho, nas relações e na vida diária –, fomos atraídos para fora de nós. Com que frequência você olhou para dentro de si?

Para entrar em contato com nossa essência espiritual, precisamos expandir nossa visão do que significa ser espiritualizado. Acredito que o conceito mais fácil para começar seja a intuição. É comum sofrermos para tomar decisões, esquecendo-nos de que as respostas que buscamos estão dentro de nós. Você já esteve numa situação em que "sentiu" perigo, embora não soubesse dizer por quê? Ou já conheceu alguém e, num instante, teve a sensação de que essa pessoa seria sua melhor amiga? Se sim, estava ouvindo sua intuição.

Como corpo, mente, alma e espírito são interligados, quando você começa a prestar atenção nesse sentido, tem sensações no corpo que o guiam na direção certa. Você não vai mais sofrer para tomar decisões. Pergunte ao seu corpo se essa decisão parece certa e você obterá uma resposta – seja um aperto no peito ou um desconforto. Certa vez, perguntaram a um executivo japonês bem-sucedido como ele tinha se tornado tão bem-sucedido. Ele respondeu que prestava atenção em seu corpo antes de realizar qualquer transação profissional, e acrescentou ainda que as respostas que seu corpo lhe dava nunca estavam erradas. A intuição intensificada leva à ação ou tomada de decisões adequada e espontânea, se você a seguir. Ao ponderar sobre uma resolução, feche os olhos, coloque a mão na barriga na região do plexo solar e faça a pergunta. Espere por uma sensação no corpo. Com a prática, você vai começar a entender os sinais do seu corpo e ficar sensitivo ao que é certo para você.

Passando da visão de túnel à visão de funil

Nosso acordo com a realidade foi se formando ao longo do tempo. Quando recém-nascidos, aceitávamos as possibilidades infinitas. Então, nossos pais começaram a nos falar o que fazer ou deixar de fazer. Depois, teve início o processo de transformar nossa visão expansiva de mundo em uma visão restringida. O condicionamento cultural e social nos limita a uma visão de túnel em tudo o que fazemos, pensamos e sentimos. Muitas vezes, esse condicionamento é tão forte que tomamos decisões ou pensamos certas coisas sem nem saber por quê. Você já comprou ou fez algo por hábito e depois se perguntou "Por que estou fazendo isso? Nem quero isso"? Digamos que você tem o hábito de tomar café e comer uma rosquinha às 10h toda manhã até que, um dia, percebe que nem gosta tanto assim de rosquinhas. É só algo que você faz há anos. A consciência lhe permite se dar conta disso e, no dia seguinte, comprar um iogurte ou uma fruta em vez disso. A falta de consciência é saber que não gosta de rosquinhas, mas continuar comprando-as porque é o que sempre fez.

Esse é só um exemplo trivial, mas passamos por esse processo o tempo todo com decisões grandes e pequenas. Suponha que você vá à igreja todo domingo porque seus pais lhe ensinaram que era o certo. Nesse exemplo, você odeia igreja, acorda de mau humor todas as manhãs de domingo, vai se arrastando até a missa, fica sentado por uma hora e pouco e volta para casa. Então, certo domingo, cancelam a missa por causa de uma tempestade e você fica em casa. Aconchega-se na sua poltrona preferida, pega um livro inspirador, admira a chuva reluzente, extasiado, e tem uma sensação de contentamento e conexão com tudo. Diga-me qual dessas ações é mais enriquecedora. Não estou sugerindo que ir à igreja seja ruim. Estou sugerindo que ouvir sua voz interior e dar valor a ela conecta você com seu eu espiritual. O condicionamento social e cultural foi necessário para levar você aonde está hoje. Mas, para se abrir aos outros 96 quartos, você precisa se livrar desse condicionamento. Livrar-se dele pode ser algo temporário ou permanente.

É uma questão de escolha. Mas deve ser uma escolha consciente, e não uma escolha condicionada. Com a escolha consciente, estamos mais bem preparados para viver com as consequências de nossas escolhas, sejam elas boas, más ou neutras.

Outro motivo por que as pessoas se apegam a seus quatro cômodos é que eles são conhecidos e confortáveis. Ficar com aquilo que conhecemos nos mantém em nossa zona de conforto, mesmo se não estivermos contentes. A primeira vez que você começar a questionar suas escolhas ou pensamentos e, na sequência, agir na direção do que lhe parece certo – mas que é diferente – pode ser extremamente assustadora. Você está entrando num território novo e desconhecido. A voz do condicionamento passado pode ser muito alta: "Você não deveria fazer isso", "E se..." ou, melhor ainda, "Nunca fiz isso desse jeito, não é assim que se faz". Se ouvir essa conversa na sua mente, ignore-a por enquanto. São resquícios do seu passado atrasando seu progresso. Você pode trazê-los de volta quando estiver pronto. Depois, questione-os para ver se são verdadeiros. Uma crença falsa a que nos apegamos quando vivemos com medo de seguir adiante é que não há como voltar atrás. À medida que você expande sua consciência, está explorando novos horizontes. Quem disse que não há como voltar atrás? Não existe nenhuma regra afirmando que, a partir do momento em que se abandona o condicionamento prévio, não há como voltar atrás. Você sempre tem essa possibilidade. Vamos pegar o exemplo de ir à igreja toda semana. Suponhamos que você decida deixar de ir por um tempo para experimentar seu novo ritual de domingo. Depois de um ou dois meses, percebe que, na verdade, sente falta da igreja ou que ela era sim inspiradora para você. Alguém vai lhe aplicar uma punição ou multa se você voltar? Eu duvido.

Por um breve período, fui líder da tropa de escoteiras da minha filha. As insígnias nos uniformes delas são chamadas de Tentativas. As meninas ganhavam uma Tentativa quando atingiam três ou quatro itens numa lista, os quais provavam que elas realmente tentaram praticar uma atividade nova. Achei o nome e o conceito geniais porque as estimulavam a tentar coisas novas sem se sentirem obrigadas a gostar delas ou segui-las para sempre na vida. Como adultos, precisamos fazer o mesmo. Tente coisas novas, teste as águas, comece a expandir sua visão de realidade e veja o que funciona.

Cultive o ato de observar a consciência

Quando ficamos chafurdados em nossos pensamentos, costumamos permanecer na esfera do condicionamento passado. Depois que começamos a observar nossos pensamentos, conseguimos determinar se eles são velhos e antiquados ou novos e progressistas.

Tornar-se observador é simples. Num ambiente novo, sempre fazemos isso. Olhamos a paisagem e o cenário e prestamos atenção nos sons; notamos o que está acontecendo ao nosso redor. A partir do momento em que nos acostumamos a um ambiente e avaliamos ou julgamos uma situação, paramos de observar. Seguimos nosso dia no piloto automático a menos que algo interrompa nosso padrão. Outros termos para observar são *notar* e *prestar atenção*. Fique atento a si mesmo conforme segue o seu dia – preste atenção em seus pensamentos, ações e palavras. Não se julgue, apenas observe.

Quanto melhores nos tornamos em nos observar, mais fácil é notar padrões de comportamento que não nos servem mais. O primeiro passo é prestar atenção neles. E, quando estiver pronto, você pode colocar em prática sua intenção de mudar esses padrões para outros que se adequem melhor a você.

Outra ferramenta é cultivar a escuta. Ouça seu diálogo interno. Todos temos conversas com nós mesmos, frases que repetimos infinitamente. Observe seu diálogo interno. Note quando repete coisas a si mesmo. Você ouve um autodiálogo negativo? Está se dizendo algo que pode não ser mais verdade?

Nas aulas com o dr. David Simon, ele costumava explicar que existem três portões entre um pensamento e a fala. Antes de abrir sua boca para falar, faça-se as seguintes perguntas: É verdadeiro? É necessário? É gentil? Essas perguntas foram pensadas para o diálogo com os outros, mas você também pode aplicá-las ao seu diálogo interno.

Faça-se a primeira pergunta: É verdadeiro? Repetimos coisas a nós mesmos por anos sem nos importar com a veracidade delas. Por exemplo, eu cresci com a ideia de que não conseguia praticar esportes. Quando era menor, não tinha uma boa coordenação entre os olhos e as mãos, muito menos no que concernia a esportes com bolas. Minha resposta automática e meu padrão de pensamento se tornaram "Não consigo praticar esportes". Um dia, me dei conta de que essa reação podia não ser verdadeira. Chamaram-me para participar de um jogo de vôlei de praia e, em vez de dar a resposta de sempre, aceitei o convite sem falar nada. Agora, em vez de repetir uma frase que não é verdade, posso dizer "Não sou muito boa em basquete" ou "Estou enferrujada e preciso de treino". Essas afirmações sim são verdadeiras.

Vamos dar outro exemplo. Tenho uma paciente solteira que, recentemente, perdeu muito peso. Ela está com uma aparência incrível e é dona de uma beleza natural. Ela me falou: "Quando estou em público, não consigo parar de pensar 'Ninguém vai me dar bola. Os homens não vêm falar comigo'". Ao olhar para ela, acho essa frase um completo absurdo. Para se dizer uma frase verdadeira, ela precisaria mudar seu diálogo interno para algo como "Sou magra e bonita. Os homens vão vir falar comigo".

Agora suponhamos que uma frase que você sempre repete a si mesmo seja verdadeira. Mas nem por isso é *necessário* que você a repita. Você pode ter vindo de uma família difícil, ter crescido sem conhecer seu pai ou ter ficado órfão ainda pequeno. Embora essas frases sejam verdadeiras, repeti-las o tempo todo não vai abrir sua vida a novas possibilidades e à cura, então se livre delas.

A terceira pergunta, "É gentil?", talvez seja a mais importante. Ao começar a prestar atenção em seu diálogo interno, você nota gentileza?

Está sendo gentil consigo mesmo? Está sendo gentil com os outros em seus pensamentos? Se sua resposta for sim, está no caminho certo, independentemente de como os outros o veem. Comece com gentileza em relação a si mesmo, especialmente ao observar sua consciência. Qualquer que seja o ponto de sua jornada, se não notar seus padrões, eles podem nunca mudar.

Exercício: Avaliação do diálogo interno

À medida que começa a prestar atenção no seu diálogo interno, anote as frases que surgem com mais frequência, sejam coisas que diz a você mesmo ou coisas que diz sobre si aos outros.

Frases positivas que repito a mim mesmo:
Frases negativas que repito a mim mesmo:

Em seguida, transforme as frases negativas que anotou em frases mais positivas ou que sirvam melhor a você.

Exemplo: Transforme a frase negativa "Sou preguiçoso" em uma positiva como "Estou aprendendo a fazer listas e cuidar melhor do meu tempo a cada dia".

Meditação: Qualquer um pode praticar

Uma das melhores formas de cultivar o ato de observar a consciência é a prática da meditação. A meditação é o silenciamento do campo mental. Ela reduz o número de pensamentos que temos em um dia. Traz tranquilidade à mente e ao corpo, e nos ajuda a entrar em contato com nosso eu mais elevado ou espiritual.

Saúde espiritual

Quando ensinada da forma adequada, a meditação é relativamente simples. No centro Ayurvedic Path, praticamos uma técnica baseada em mantra que chamamos de meditação com o som primordial, também praticada no Chopra Center. Outro tipo de meditação baseada em mantra é a meditação transcendental. Na minha experiência, meditações com mantras estão entre as mais eficazes, visto que a mente tem algo para fazer. Em silêncio, você deve repetir um mantra, que é um som sem significado, e o mantra substitui o pensamento. A natureza da mente é ter pensamentos e, se você iniciar a meditação com a intenção de parar completamente de pensar, isso passa a ser quase impossível.

Mesmo se você não tiver nenhum treinamento formal em meditação, pode sentar em silêncio com os olhos fechados durante alguns minutos do seu dia. Encontre um lugar na sua casa ou escritório onde você tenha pouca ou nenhuma distração, feche os olhos e se concentre na sua respiração por cinco minutos. Se sua mente viajar, traga-a de volta à respiração. Não tente controlá-la; apenas observe-a. Você pode notar que ela acelera ou, talvez, entre num padrão ritmado. Não tem problema, deixe-a à vontade.

A meditação é benéfica em todos os níveis, desde o físico ao emocional e espiritual. Para citar alguns benefícios: ela abaixa a pressão sanguínea, normaliza a frequência cardíaca, aumenta a capacidade imunológica, reduz os hormônios de estresse e melhora a qualidade do sono. Os efeitos da meditação no corpo são muito diferentes daqueles do repouso ou do sono. É possível se sentir descansado depois de meditar, mas os benefícios são um tanto diversos porque o corpo está em outro estado.

Encontre um professor de meditação na sua região para aprender a meditar da forma adequada. Pode ser frustrante meditar sozinho. No apêndice, você vai encontrar alguns *sites* que podem ajudar você a encontrar informações sobre professores ou centros de meditação.

Dois dos principais motivos por que a maioria dos alunos que têm interesse em meditação não meditam são que eles acham que suas mentes não têm como se acalmar e que a meditação seria um desperdício de tempo precioso.

Pensando milhares de pensamentos por dia

Quando converso com meus alunos de ioga sobre aprender a meditar, a desculpa que ouço com mais frequência é: "Tenho pensamentos demais. Nunca conseguiria ficar sentado imóvel e desligar a mente". Em resposta, sempre dou risada, porque eu era assim até 2007.

A natureza da mente é ter pensamentos. Dizem que temos entre 50.000 e 60.000 pensamentos por dia. Em sua maioria, esses pensamentos são os mesmos que tivemos no dia anterior. É desnecessário dizer que a mente é um lugar muito movimentado. Se você se identifica com a ideia de ter muitos pensamentos, pensamentos demais, ou mesmo 100.000 pensamentos por dia, saiba que você é normal. Pensar significa que você está vivo. Parabéns!

A prática da meditação ajuda a reduzir o número de pensamentos, cria novos no lugar dos repetitivos e auxilia na evolução deles. A sua mente vai se acalmar. Vão existir períodos de silêncio, em vez do palavrório constante. Por causa da sociedade em que vivemos, nossa cabeça fica em permanente atividade. Enquanto estou sentada aqui escrevendo, ouço a notificação do meu celular me avisando que recebi um e-mail. Ao ouvir o barulho, fico tentada a parar de escrever para dar uma olhadinha nele. O chamado ininterrupto de inúmeros meios de comunicação e outras distrações aumenta o palavreado mental. A meditação em sua rotina diária vai acalmar a sua mente, examinar e distinguir os pensamentos inúteis dos úteis e facilitar sua vida.

No início, quando você começar a meditar, não será fácil. Assim que se sentar e ficar em silêncio, sua mente vai dizer todo tipo de coisas. Nesse momento, um meditador destreinado pode desistir e se levantar. Mas, se você insistir, ela vai acabar lhe permitindo um pouco de silêncio. Antes de dar início à prática formal de meditação, aprendi meditação guiada com uma enfermeira profissional durante meu tratamento contra o câncer. Ela me ensinou a observar meus pensamentos como um filme antigo passando na tela. Ao se sentar para meditar, você vai ver um pensamento surgir, transitar pelo seu espaço mental e, se você não fizer nada com ele, ele vai embora. Julgar esse pensamento ou lhe dirigir perguntas só vai permitir que ele fique por mais tempo. Mas, se simplesmente observá-lo e deixá-lo em paz, ele vai passar. Meditar é muito parecido com se observar nas atividades diárias, mas, em vez de observar sua atividade, você deve observar seus pensamentos.

Eu aprendi que tenho total controle sobre os meus pensamentos. É você que tem os seus pensamentos, por isso está no controle. A enfermeira que mencionei me falou, quando fiz minha avaliação de diálogo interno (descrita na seção sobre observar a consciência, p. 120) que, se eu tivesse um pensamento perturbador ou entristecedor, poderia colocar flores em volta dele e deixar que ele fosse embora. A sua imagem mental pode ser flores, luz branca ou qualquer coisa que faça você se sentir bem. Não dê poder a pensamentos negativos ou perturbadores. Você tem essa opção. Através da observação, vai aprender que você não é os seus pensamentos. É o orquestrador deles.

A meditação não quer que você pare de pensar. Parar é praticamente impossível. Você pode sentir uma pausa nos pensamentos, que é quando você entra no vão ou espaço entre eles, mas não vai parar sua mente por completo. O que você pode sim fazer é usar um mantra como um instrumento para substituir o pensamento. Tipicamente, os mantras não têm significado e, por isso, não criam associações. Ao repetir um mantra em silêncio, você substitui o pensamento dando à mente outra coisa para fazer. Um mantra útil é o *so ham*. Esse mantra pode ser repetido em silêncio com uma respiração: *so* na inspiração e *ham* na expiração. É fácil de usar e pode ser prolongado com uma respiração mais longa para reduzir a velocidade dela.

Achar que você não consegue meditar porque tem pensamentos demais é o mesmo que achar que não pode comer porque tem medo de comer demais. É ridículo!

Fazer nada ou fazer tudo?

Outra desculpa que as pessoas vivem dando para não meditar é: "Sinto que estou perdendo tempo, quando eu poderia estar fazendo um monte de coisas". Eu também já usei essa desculpa – e ainda uso às vezes, embora ela esteja muito longe da verdade.

A meditação é uma conexão a tudo que existe. Enquanto medita, você se liga à energia universal. Vivemos de maneira tão independente, achando que podemos realizar e alcançar tudo sozinhos. Vivemos nos repetindo os mesmos refrões: "Tenho tantos problemas", "Tenho contas a pagar" e "Minha casa está uma bagunça". Com essa mentalidade, lutamos e lutamos para nunca chegarmos a lugar algum. Estamos tão ocupados fazendo coisas que não tiramos tempo para simplesmente ser, para nos permitir. É permitindo que criamos espaço para que aquilo que desejamos venha até nós.

Quando se está o tempo todo fazendo coisas, criando listas, realizando tarefas, correndo atrás de objetivos, com quantos problemas você não se depara? Nesse estilo de vida, eu encontro um bocado. E, quando dá de cara com esses impasses, você fica bravo, frustrado e nervoso. Mas e se você encontrasse um problema e o deixasse ir, confiando que encontraria a solução a tempo? Para isso, você acrescentaria o problema à sua lista de intenções, sentaria em meditação silenciosa e permitiria que a solução viesse até você. Dessa forma, podemos resolver problemas melhor, com mais eficiência e menos erros. Agindo no modo "fazer", é provável que você se jogue nos seus problemas e, por causa da frustração e ansiedade que eles provocam, tome decisões impulsivas que podem dar errado. Consegue lembrar de uma vez em que isso aconteceu?

Por isso, eis o meu argumento: como nos conectamos à energia universal em meditação, nossas vidas ficam mais bem organizadas e eficientes, e perdemos menos tempo. As decisões ficam fáceis. Aproveitamos mais a vida porque ficamos menos preocupados, nervosos e estressados. As pessoas certas aparecem na hora certa. A vida flui. E quando você encontra um problema, estabelece a intenção de encontrar uma solução, enuncia essa intenção antes de começar a meditar e se liberta. O universo vai cuidar dos detalhes para você.

Como funciona?

Sinceramente, não entendo direito como um computador funciona, mas o utilizo todos os dias. Confio que ele vai armazenar minhas informações, recuperá-las quando eu precisar e me dará acesso à internet diariamente. Simplesmente confio que ele vai funcionar. O computador que uso foi testado por técnicos, é usado por inúmeros consumidores e existe desde o início dos computadores domésticos.

Ninguém entende direito como e por que a meditação funciona também, mas ela funciona. Estudos com eletrodos permitiram que pesquisadores examinassem as ondas cerebrais durante a meditação, quando o corpo entra em um estado de consciência calmo e alerta. Esse estado relaxado é diferente do sono, segundo um estudo conjunto de meditação não direcionada feito por pesquisadores da Universidade Norueguesa de Ciência e Tecnologia e da Universidade de Sydney, na Austrália.[1] Durante a meditação, ondas delta (de atividade cerebral associadas ao sono) diminuíram, enquanto as ondas alfa e teta aumentaram. Assim, quando você medita, seu cérebro está, na verdade, processando informações, experiências e emoções, permitindo que as coisas se resolvam por conta própria.

Esse pode ser o motivo por que, segundo um estudo com base na meditação transcendental publicado no *International Journal of Neuroscience*, os pesquisadores descobriram que as idades biológicas de meditadores eram, em média, de cinco a dez anos menores do que suas idades cronológicas. Meditadores estão se desestressando continuamente.[2] E, se você ainda não estiver convencido, deixe-me apontar que uma ferramenta usada com sucesso por milhares de anos pode sim ter credibilidade.

Leve uma vida espiritual

Você pode confiar em sua intuição, observar sua consciência, vigiar seus pensamentos e meditar ou rezar. Mas levar uma vida espiritual também exige fazer o certo. Ao longo dos anos, reuni sugestões de autores e palestrantes sobre o tema espiritualidade. E, embora eu consiga me alongar muito mais, fiz um resumo listando dez itens que você pode praticar todos os dias para entrar em contato com seu eu espiritual.

1. Pratique a gratidão

Toda manhã, eu acordo e agradeço: "Obrigada por este lindo dia"; "Obrigada por uma nova oportunidade". Seja grato a tudo que faz você levantar da cama com alegria.

Sempre que alguém fizer alguma coisa para você, agradeça. Expresse gratidão em tudo que faz. Quando se pegar de mau humor, pare e encontre algo pelo que ser grato. A vida é curta demais para ficarmos presos em autopiedade, e nós recebemos muitas dádivas. Seja grato. Agradeça ao Criador, qualquer que seja a forma que o veja. Temos a tendência de usar Deus como uma máquina de vendas. Em vez disso, agradeça.

Crie um diário de gratidão e escreva nele todos os dias. Se não encontrar algo pelo que agradecer, escreva: "Obrigado pelo ar que respiro".

2. Tenha um dia de namastê

Eu adoro esse exercício e incentivo todos os meus alunos de meditação a praticá-lo. A palavra *namastê* é um cumprimento. Mas a essência dela é: "Saúdo a luz em você, que é a mesma luz em mim, e sei que somos um". Quando alguém diz namastê, está saudando a alma

Saúde espiritual

da pessoa, não seu corpo, mente, cargo ou posição social. E almas não usam roupas caras ou de grife. Em outras palavras, na consciência universal, todos somos iguais.

Escolha um dia em que vai encontrar muitas pessoas, desde vendedores a colegas de trabalho, parentes ou amigos. Denomine esse dia como seu Dia de Namastê. Durante o dia todo, olhe no fundo dos olhos de todos que encontrar e, em silêncio, deseje namastê a essas pessoas. Dura um breve momento olhar nos olhos de alguém com a intenção de saudar sua alma, mas as recompensas são incríveis. Depois, faça o que precisa fazer. Mas note o que acontece. A conversa toma outro rumo. A pessoa pode sorrir mais. Você pode sorrir mais. A interação fica mais agradável, profunda e surpreendente. Mesmo se nada espantoso acontecer na primeira vez, repita o exercício ao longo do dia e observe. Você vai notar uma diferença pelo menos na forma como se sente.

3. Mergulhe na natureza

Nós desenvolvemos um estilo de vida em "caixas". Moramos numa caixa. Entramos numa caixa móvel para ir à nossa caixa de trabalho. Depois, podemos ir à caixa da academia e voltar para nossa caixa casa. Você pode passar dias sem ficar ao ar livre por mais do que alguns minutos. Isso vai contra nossa natureza inerente – afinal, somos mamíferos. Até cerca de cem anos, a raça humana precisava passar um tempo fora para caçar, cultivar o alimento, construir e manter um abrigo. Embora tenhamos criado essas caixas, continuamos intimamente ligados à natureza e à necessidade de vivenciá-la para permanecermos saudáveis. Permita que o sol brilhe em seu rosto. Ande descalço na grama. Dê um passeio ao ar livre todos os dias. Sente-se e tome o café da manhã do lado de fora. Encontre uma maneira de ficar envolto por natureza todos os dias.

4. Sinta o fascínio e o êxtase

Em vez de seguir pela vida com a cortina fechada, coberto por tudo que você tem que fazer, pare e abrace o mundo simples, mas milagroso, ao seu redor. Separe momentos do dia para ver pássaros voando, observar uma criança brincando, assistir ao pôr do sol ou fazer um caminho novo para o trabalho e notar algo diferente.

Costumamos nos programar para fazer as mesmas coisas e seguir uma mesma rotina e perdemos a sensação de fascínio. Note como as crianças pequenas se impressionam com quase tudo. O mundo é um lugar admirável e existem muitas coisas novas para descobrir – e antigas para observar.

5. Tenha tempo para rir todos os dias

Pode parecer evidente, mas a risada realmente tem o poder de curar você. Segundo a pesquisa de Robin Dunbar e seus colegas, psicólogos evolucionários da Universidade de Oxford, a risada produz endorfinas e substâncias químicas que agem como analgésicos naturais – que também são produzidos com atividades físicas.[3]

Comece sorrindo com frequência. Sorria ao atender o telefone, sorria para a moça do café que serve sua xícara matinal. Encontre algo para dar risada. A vida precisa ser uma experiência prazerosa. Ria especialmente de si mesmo; não se leve muito a sério. O palestrante e escritor motivacional Leo Buscaglia afirma: "Rir é como trocar a fralda de um bebê. Não resolve nada, mas definitivamente melhora a situação".

6. Dê a alguém atenção total todos os dias

Você já conversou com alguém que, no meio da conversa, abaixou a cabeça, olhou para o celular e mandou uma mensagem para outra pessoa? Para viver no momento presente e se conectar com nossos eus superiores e com os outros, é importante praticar a imersão no presente. Dê sua atenção total a uma pessoa hoje. Amanhã, aumente para duas pessoas. Note quando se distrai pelos aparelhos enquanto está com os outros.

7. Abrace com frequência e toque com frequência

O toque humano é definitivamente um dos aspectos mais fundamentais da saúde, do bem-estar e da felicidade. Fico triste ao pensar que muitas pessoas passam dias sem serem tocadas por outras. Abrace seus vizinhos, amigos, filhos e namorado. Encontre oportunidades para tocar a mão, o ombro ou o rosto de alguém. Nessa sociedade, ficamos com tanto medo de contato – por causa dos possíveis processos ou acusações de assédio sexual – que nos desligamos dessa necessidade humana básica. Meu filho mais novo, agora com 7 anos de idade, ouviu de um professor que não podia abraçar seu melhor amigo porque havia uma regra contra o contato físico na escola. Meu pensamento foi: "O que o mundo vai virar se as crianças aprendem na escola a não abraçar seus amigos?".

8. Pratique atos aleatórios de gentileza

Todo dia, encontre algo gentil para fazer por uma pessoa aleatória. Você pode comprar um café para um colega. Oferecer-se para pagar o jantar para um amigo. Pode ser algo pequeno que não custe nada, como deixar que alguém entre na sua faixa enquanto dirige. Gentileza está relacionada com fazer conexões e sair de si mesmo e dos seus próprios problemas. Da próxima vez que estiver sentindo autopiedade ou tristeza, saia e faça algo por outra pessoa.

9. Perdoe, deixe de lado e siga em frente

*O perdão é a fragrância que a violeta derrama
sobre o calcanhar que a esmaga.*
— MARK TWAIN

A vida é curta demais para ficarmos guardando rancor. Quando alguém magoa você e você não consegue perdoar, o veneno da flecha penetra em você, não no outro. É provável que a outra pessoa esqueça o que aconteceu. Ao se apegar à dor, ela impede que você siga em frente. O perdão é algo interno. Você pode informar as pessoas que o magoaram de que você as perdoa, mas isso não é necessário para a *sua* cura.

Depois que perdoar alguém em seu coração, liberte-se completamente do rancor. Não permita que a lembrança o perturbe mais. Se for algo que você guarda há algum tempo, ele já consumiu parte de sua vida. A última parte do processo é seguir em frente. As pessoas crescem e mudam, assim como os relacionamentos. Quando você se permite perdoar, até mesmo *você* muda. E adiante é a direção em que você deve seguir para que a cura e o crescimento ocorram.

10. Ame como se não houvesse amanhã

Ser amor é definitivamente a melhor maneira de aceitar seu eu espiritual. Nos próximos capítulos, vamos nos dedicar a emoções, a relacionamentos e ao seu passado. Mas, por enquanto, basta dizer que ser amoroso é o melhor jeito como você pode agir. O seu verdadeiro eu se sobressai mais no amor. Observe-se demonstrando e oferecendo amor. Essa é, de longe, a coisa mais importante que você vai fazer na vida.

√ Checklist da saúde

Cura espiritual

☐ Explore sua própria definição da palavra *espiritual*.
☐ Escute a sua intuição. Sinta os sinais no seu corpo quando tiver decisões a tomar.
☐ Preste atenção nas escolhas que faz, e veja se elas se baseiam em condicionamento social e hábito ou em decisões conscientes.
☐ Observe o seu diálogo interno. Anote seu diálogo interno positivo e crie um plano para mudar seu diálogo interno negativo.
☐ Aprenda a meditar e pratique duas vezes ao dia de vinte a trinta minutos.
☐ Pratique levar uma vida espiritual agradecendo e doando.

CAPÍTULO 5

Saúde emocional

Se suas capacidades emocionais não estão afiadas, se você não tem
autoconsciência, se não é capaz de lidar com suas emoções negativas,
se não consegue sentir empatia ou ter relacionamentos produtivos,
não importa o seu grau de inteligência, você não irá muito longe.
— DANIEL GOLEMAN

Um dos meus professores dizia: "Você pode meditar quanto quiser, mas, se não tiver clareza emocional, vai ser tudo em vão".

Existe uma relação inegável entre saúde física e saúde emocional. As duas são tão intimamente ligadas que às vezes é difícil ver a distinção entre elas. Mães costumam ter esse senso intuitivo de conexão, como quando, por exemplo, um filho pequeno de repente passa a sentir "dor de barriga" toda manhã antes da aula. Depois de fazer algumas perguntas, talvez a mãe acabe descobrindo que um colega de classe está perseguindo seu filho. Então, ela percebe que os sintomas físicos se manifestam nas manhãs de aula, quando o menino teme ver o valentão na escola. Certa vez, ouvi dizer que ataques cardíacos são mais frequentes em homens de meia-idade às nove da manhã de segundas-feiras do que em qualquer outro horário. Será coincidência? Ou é a aversão a um trabalho odiado que causa ataque cardíaco nesse horário em particular?

A medicina aiurvédica procura essa conexão entre mente e corpo. Sem dúvida, o profissional vai olhar para o ser físico, observando os sinais de desequilíbrio do paciente, mas, depois, vai perguntar a ele o que está acontecendo em sua vida. Todos têm uma história. Encontro muitas pessoas que sofrem de doenças crônicas como doença de Lyme, fibromialgia e dor generalizada. Nesses pacientes em particular, sempre procuro o componente emocional. E sempre existe algo – um divórcio recente, uma morte na família, problemas com os filhos ou os pais ou uma dificuldade financeira que gerou estresse excessivo. Para deixar claro: é impossível se curar se você não curar suas emoções.

A mãe da minha melhor amiga foi diagnosticada aos 60 anos com uma forma agressiva de câncer nos ovários. Disseram-lhe que ela tinha uma chance de 30 por cento de sobrevivência. Mas o médico disse à família que as chances eram, na verdade, menores do que isso, porque ele tinha visto pouquíssimas pessoas sobreviverem ao tratamento para contar a história. Ela não apenas venceu as estatísticas como também passou quase cinco anos até voltar a ser diagnosticada com câncer – dessa vez, um linfoma agressivo – e, mais uma vez, ouviu que tinha uma chance de 30 por cento de vencer a doença. Quando terminou o tratamento e entrou em remissão, eu lhe perguntei por que ela achava que havia tido câncer de novo. Ela respondeu: "Eu guardei um ódio e um rancor contra o meu marido. Venci a raiva, a deixei de lado e o perdoei por tudo que ele fez. Foi só então que consegui me curar". Ela está viva e bem hoje, aos 78 anos, e viveu mais do que o seu marido, com quem, disse ela, teve um segundo período de lua de mel. Ficou claro que ela tinha visto e sentido em primeira mão o poder da cura emocional.

Você controla suas emoções ou suas emoções controlam você?

Da mesma forma como você tem certo controle sobre seus pensamentos, também tem certo controle sobre suas emoções. Às vezes, nos sentimos sobrecarregados por nossas emoções, porém, mesmo assim, ainda estamos no controle do que acontece quando as sentimos. Muitos se veem como vítimas de suas emoções. Os homens culpam sua natureza agressiva pela raiva que sentem. As mulheres culpam a TPM por seu mau humor. A realidade é que somos criaturas evoluídas e podemos decidir não reagir como um monte de nervos condicionados. Em relação ao que deixamos entrar ou não no nosso corpo, temos acesso a uma inteligência maior. Obviamente, somos projetados de maneiras diferentes uns dos outros quando o assunto é nossa propensão a reagir de determinada forma. Os tipos Vata têm uma tendência à preocupação e ao nervosismo. Os tipos Pitta ficam mais irritadiços, críticos e raivosos. Os tipos Kapha ficam possessivos, dependentes, tristes e deprimidos. A inclinação natural a esta ou aquela emoção não quer dizer que você não sinta todo um espectro de sentimentos, mas você vai estar mais consciente quando começar a reagir de determinada forma. Você pode decidir ir por esse caminho ou escolher outra maneira de lidar com as emoções. Assim, não será mais um prisioneiro delas.

Haverá momentos, porém, em que você não terá como controlar suas emoções, o que é normal. Ao ouvir a notícia da morte ou do acidente de um ente querido, você pode ficar tomado por tristeza, o que é a resposta apropriada. Mas, se notar que continua respondendo com tristeza ao lembrar desse acontecimento mesmo depois de anos, você precisa fazer uma limpeza emocional.

Suponha que você seja predominantemente do tipo Pitta, e nota que está ficando bravo e irritado com mais frequência que o normal. Você pode usar a auto-observação para descobrir por que seu Pitta está desequilibrado e trabalhar no reequilíbrio dele por meio de dieta, exercício ao ar livre ou talvez desabafando com um bom amigo. Depois que recuperar o controle, você conseguirá chegar à raiz do problema que o vem deixando bravo com tanta frequência.

Como um tipo Vata, a minha tendência é a preocupação. Eu tento me controlar quando noto que estou me preocupando demais: ligo para um bom amigo, bebo um chá Vata e tenho uma boa noite de sono. Quando volto a me equilibrar, consigo avaliar melhor se as emoções tinham alguma razão de ser.

Você já se pegou reagindo de maneira exagerada e depois percebeu que foi inútil ter reagido assim? Em seguida, teve que resolver as consequências de sua reação, quase sempre com constrangimento? Certa vez, vi um pôster de uma campanha contra o abuso infantil que dizia: "Conte de dez a zero antes de pensar em bater numa criança". Respirar fundo, fazer contagem regressiva ou imaginar outro cenário costuma nos impedir de reagir impulsivamente.

Com a prática, você vai conseguir tratar suas emoções como pensamentos e perceber que elas vêm e vão. Se não lhes der peso demais, com o tempo elas vão se acalmar. Se as equacionarmos da maneira adequada, elas terão menos poder sobre nós quando voltarem.

Ferramentas para garantir uma vida emocional saudável

Segundo o aiurveda, nós não apenas processamos comidas e bebidas, mas também emoções e experiências. Quando não processamos nosso alimento da maneira adequada, nosso corpo acumula toxinas, desenvolve radicais livres e cria instabilidade celular, o que gera doenças como câncer ou cardiopatia. Quando não processamos nossas emoções e experiências, criamos outro tipo de toxina. As toxinas emocionais surgem como ansiedade, depressão, tristeza, desesperança, raiva, fúria, impaciência ou culpa. Você já fez uma refeição enquanto discutia com alguém e depois descobriu que a comida não caiu bem no seu estômago? Sua discussão criou toxinas emocionais, que se manifestaram como indigestão.

Ao longo do tempo, acumulamos essas toxinas emocionais e, se não as limparmos com frequência, elas podem se manifestar como sintomas físicos e, futuramente, como doenças. As seções a seguir apresentam algumas ferramentas, incluindo a limpeza emocional regular, que você pode usar para manter suas emoções sob controle.

Medite diariamente

Os efeitos da meditação na saúde emocional são extremamente úteis. Quando você começa a meditar regularmente, as emoções acumuladas durante anos costumam vir à tona. Saiba que isso é normal. Veja a meditação como uma desintoxicação emocional. Quando você começa a se exercitar depois de um período de inércia, o corpo também começa a se livrar das toxinas. A meditação faz o mesmo com seu corpo emocional, por isso não é algo que deve ser temido. No início, você pode sentir tristeza ou até chorar. Pode pensar em alguém que saiu da sua vida há muito tempo. Qualquer que seja seu sentimento, deixe que venha à tona, porque ele representa emoções mal resolvidas do seu passado. Caso se sinta sobrecarregado durante a meditação, pare para anotar seus pensamentos e sentimentos. Quanto mais sentimentos você tem guardados, mais eles virão à tona. Celebre-os! Você está ficando mais saudável.

Outro efeito positivo da meditação em sua saúde emocional se dá na reação a acontecimentos, emoções e experiências. Quando você medita, entra num estado de consciência calma. Após a meditação, ele costuma se prolongar por algum tempo. Esse estado não reativo permanece intacto quando algo acontece e, nele, você tende a ter uma reação tardia ou uma reação diferente da que costuma ter. Muitos meditadores falam de deixar as coisas simplesmente saírem das suas costas em vez de reagir a elas. Gosto de explicar que é como dar um passo para trás em uma situação, como se você fosse um observador. Isso acontece sem que você nem mesmo se esforce, como resultado de sua prática de meditação.

Assuma a responsabilidade pelo que você sente

Assumir a responsabilidade por seus sentimentos é, de longe, o nível mais importante que você vai atingir em termos de saúde emocional. Há muito tempo, li um livro genial chamado *Inteligência emocional*, de Daniel Goleman. A premissa do livro é que, se sua inteligência emocional for baixa, seu coeficiente de inteligência não importa. Sabemos disso instintivamente quando vemos pessoas se comportarem de maneira repulsiva ou descontrolada em público. No entanto, nossa sociedade coloca muita ênfase na inteligência mensurável, quantificando-a através de testes, notas, graduações e assim por diante. Desde o momento em que somos colocados na escola, somos constantemente comparados e avaliados de acordo com o que sabemos. Pouca ênfase é dada às nossas emoções, à maneira como lidamos com nossos sentimentos e acontecimentos ou como tratamos os outros e nós mesmos. No mundo real, o sucesso depende mais da saúde emocional do que do Q.I. Deixe-me dar um exemplo. Se o presidente de uma empresa vive se enfurecendo com seus funcionários, ele não vai conseguir ser um líder bem-sucedido. Nos relacionamentos, companheiros que assumem a responsabilidade por seus sentimentos, em vez de viverem culpando o outro quando algo dá errado, conseguem resolver melhor os problemas e construir relações mais saudáveis.

Uma coisa que você precisa saber é que ninguém além de você colocou seus sentimentos aí. Podemos interpretar os acontecimentos, circunstâncias, palavras e trocas em muitos sentidos diferentes. Se reagimos negativamente, é porque predefinimos nossas noções ou ideias sobre como as coisas devem ser. As outras pessoas com quem interagimos não são responsáveis por nossas noções predefinidas.

Não me entenda mal. Não existe absolutamente nada de errado em ter qualquer tipo de sentimento a respeito de determinada situação. Isso é normal na existência humana. O que importa é o que fazemos com eles.

Vamos supor que você esteja experimentando um vestido novo para uma festa. Você pede o conselho do seu namorado. Ele hesita, depois diz:

"Vamos ver como você fica nesse vestido preto aqui". Por dentro, você interpreta o comentário negativamente como "Ele não gostou do vestido", "Acha que não estou bonita" ou "Ele me acha gorda". Qualquer que seja a interpretação negativa, você pode sentir rejeição, decepção, tristeza, raiva ou frustração com o comentário. O que quer que sinta, controle. Quando controlamos um sentimento, ele tende a se dissipar.

Suponhamos que, nesse exemplo, você ficou decepcionada porque desconfia que seu namorado está indicando que você está gorda. Mas ele não falou nada disso; simplesmente sugeriu que você experimentasse outro vestido. Muitas situações que provocam sentimentos fortes se baseiam mais em suposições do que em fatos confirmados. No entanto, mesmo que seus sentimentos sejam completamente justificados, lembre-se de que eles são seus.

Lide com a emoção quando ela acontecer

Ignorar as emoções é como ignorar uma criancinha insistente. Elas vão incomodar você até você dar-lhes o que elas querem. Costumamos perceber nossas emoções como noções na nossa cabeça e também como sensações no nosso corpo – isto é, sentimos as emoções intelectualmente, mas também fisicamente, como se elas assumissem duas formas diferentes. Exemplos de emoções são amor, alegria, raiva, frustração ou decepção. Podemos sentir a emoção do amor no corpo como uma leveza no peito ou um frio na barriga. E podemos sentir raiva como uma cabeça "quente", um estômago em chamas ou uma tensão nos músculos.

Depois de assumir a responsabilidade por um sentimento que está vivenciando, identifique a emoção: felicidade, tristeza, amor, raiva, ódio, frustração, urgência, impaciência ou desespero. Após identificar a emoção, note em que parte do corpo a sente. Às vezes, quando você fica frustrado e liga isso ao seu corpo, percebe que está com fome e que foi a barriga roncando, e não a situação, que o deixou frustrado. Talvez você reaja negativamente a um colega de trabalho, mas, quando põe a mão na cabeça para assimilar a emoção, conclui que sua raiva se deve a um e-mail que leu alguns minutos antes.

Uma ótima forma de identificar uma emoção e ligá-la ao seu corpo é se fazendo algumas perguntas:

- O que estou sentindo?
- Em que parte do corpo estou sentindo isso?
- Por que acho que estou reagindo dessa maneira?
- Eu já reagi assim a uma situação parecida antes?
- Vejo alguma possibilidade de reagir de outra forma?

Em momento algum se julgue. Você está apenas colecionando pistas sobre a sua reação.

Depois, preste atenção em seu corpo. Pode fazer bem respirar fundo algumas vezes, focando na região onde sente desconforto por causa do sentimento. Enquanto respira, note que esse desconforto começa a se dissipar em resposta à sua atenção.

Faça escolhas conscientes

Depois que estiver consciente dos seus sentimentos, você pode decidir se quer ou não ficar com eles. Talvez você ache que não tem escolha a não ser senti-los. Mas, na realidade, a escolha é e sempre foi sua. Estamos acostumados a reagir como um monte de nervos condicionados e achamos que não temos escolha além de reagir da forma como sempre reagimos. No entanto, nada está mais longe da verdade. Vamos pegar o exemplo do vestido. Se você reagir com frustração porque achou que seu namorado estava a chamando de gorda, essa foi apenas uma reação dentre muitas. Você poderia ter interpretado de outras formas: "Talvez ele só prefira a cor preta" ou "Talvez queira algumas opções para escolher e só depois me dar uma opinião". As duas opções são reações bem neutras. Não concorda?

Vamos supor que você esteja dirigindo para o trabalho e alguém o corte no trânsito de repente. Qual seria sua primeira reação emocional? Muitos ficariam bravos ou nervosos e se perguntariam como alguém pode ser tão pouco atencioso. Mas e se você dissesse a si mesmo "Ei, vai que essa pessoa está atrasada para uma reunião?", ou "Talvez tenha acabado de receber uma má notícia", ou até "Talvez ela só precise chegar rápido a algum lugar para usar o banheiro". Algum desses cenários é possível? Você já esteve numa situação parecida, em que estava com pressa e sem querer cortou alguém no trânsito?

Como você pode ver, um mesmo estímulo ou situação pode criar qualquer reação emocional que você escolher. Se resistir a interpretá-la ou se considerar várias interpretações diferentes, sem saber qual é a verdadeira, você pode escolher a calma, a curiosidade e a liberdade, em vez de reações menos produtivas.

Mas vamos imaginar que uma situação provocou uma forte reação emocional em você. Suponha que você convide um amigo para ir ver um filme que você quer muito assistir e ele se atrasa tanto que vocês perdem o começo. Esse amigo em particular já se atrasou antes. Você esconde os sentimentos de decepção, nervosismo, frustração e até raiva quando vê seu amigo chegar e diz "Ah, tudo bem. Só perdemos alguns minutos". Uma reação como essa não necessariamente é uma escolha consciente porque você está tendo sentimentos negativos e os está negando em vez de expressá-los ao seu amigo de maneira saudável. Pode apostar: eles virão à tona mais tarde. A forma como você sente e se expressa não estão em sincronia. Para sincronizá-las, você pode dizer ao seu amigo: "Você é um amigo querido e eu te amo. Mas, quando você se atrasa, eu fico frustrado porque preciso que você respeite meu tempo. No futuro, você poderia se planejar para sair de casa uns quinze minutos antes para chegar na hora?". Esse método, denominado comunicação consciente pelo dr. Marshall Rosenberg em seu livro *Comunicação não violenta: técnicas para aprimorar relacionamentos pessoais e profissionais*, é uma forma de processar nossas emoções de uma maneira saudável.

Oriente-se pelo processo, e não pelo objetivo

Crescimento leva tempo. Trabalhamos duro em nossas formações, na nossa profissão, e para sermos bons pais e amigos. Raramente nos ensinam a trabalhar nossas emoções. Assim como todas as outras coisas que exigem esforço, criar uma vida emocional saudável leva tempo. Você vai atingir aspectos mais maduros de si mesmo com a prática, por tentativa e erro. Qualquer que seja a sua idade, você vem desenvolvendo hábitos de resposta emocional desde sempre. Não espere resultados imediatos. Com a meditação e o cultivo da capacidade de observar a sua consciência, você vai começar a entender a si mesmo, as suas emoções e suas reações às situações e às pessoas. Ao se tornar consciente das suas reações emocionais, você começa a notar o que gostaria de mudar. Note como cada dia é diferente. Preste atenção em seus gatilhos. Por exemplo, se você for do tipo Pitta e não tiver almoçado e já for duas horas da tarde, seu gatilho emocional provavelmente se deve à fome. Ou, se for do tipo Vata e está fazendo frio e ventando muito, a sua reação pode ser resultado de um desconforto físico. Você pode notar que certas pessoas na sua vida sabem como irritar você. Elas estão apertando seus gatilhos emocionais. Quando notar suas reações, anote-as e crie um plano para, com o tempo, mudar sua resposta. Seja honesto consigo mesmo. Se um ente querido ou amigo apontar algo que desencadeia uma reação emocional em você, em vez de ficar bravo ou chateado, olhe para dentro de si para ver se é verdade.

Celebre cada vez que respeitar seu desejo por mudança. Desfrute do processo de se ver crescer emocionalmente.

Limpeza emocional para cada dosha

Na sequência, apresento um guia rápido para reequilibrar seu corpo emocional de acordo com seu dosha.

Tipos Vata

Os tipos Vata têm uma tendência ao nervosismo e à preocupação, e precisam estar cientes disso. Como os tipos Vata são compostos de uma proporção mais alta de espaço e ar, eles devem manter os pés no chão. Quando se pegar preocupado, procure manter uma dieta balanceada e dormir bastante. Vá para a cama e acorde todos os dias no mesmo horário. Coma alimentos quentes e evite os secos. Crie uma agenda e tente se manter fiel a ela. Quando uma situação, um trabalho, relacionamento ou experiência começar a ficar desconfortável, em vez de trocá-lo na mesma hora, procure aguentar os desafios. Crie estabilidade em sua vida e você vai notar que a preocupação diminuirá. Anote duas ou três frases inspiradoras para ler quando estiver nervoso ou preocupado demais. Uma frase simples que parece funcionar para amenizar as preocupações é: "Isso também vai passar". Outra: "Deixe nas mãos de Deus". Quaisquer que sejam as suas frases, repita-as a si mesmo com frequência até se tornarem naturais para você.

Os tipos Vata conseguem processar suas emoções através de criatividade e expressão criativa. Escrever pode ser uma ótima maneira de um Vata resolver um problema e fazer uma limpeza emocional. Mantenha um diário na cabeceira da cama e escreva sobre as experiências que você gostaria de limpar de sua mente e de seu corpo. Escrever cartas pode ajudar, independentemente de você enviá-las ou não. Pintar quadros pode ser outra válvula de escape criativa para a limpeza emocional. O movimento também costuma ser natural para os tipos Vata. Processar emoções através da dança – colocando música alta e dançando até esquecer suas emoções – ou colocar um par de patins e sair deslizando rumo à cura emocional pode ser exatamente o que um médico aiurvédico recomendaria.

Tipos Pitta

Um Pitta desequilibrado fica crítico, impaciente, raivoso e controlador. Se seu tipo de mente-corpo for Pitta, você já deve ter notado essas características em você ou alguém já deve tê-las apontado. Muitas vezes, é a busca por perfeição que torna os Pittas tão críticos. Lembre-se de que ninguém é perfeito. Além disso, os Pittas costumam se levar a sério demais. Aprenda a rir de si mesmo quando perceber que está ficando sério demais. A vida é muito curta para nos apegarmos a algo que, no fundo, não têm importância. Em vez de culpar os outros quando as coisas não parecem estar a seu favor, preste atenção em como você contribuiu para essa situação. E, se não tiver contribuído, aprenda com ela e siga em frente, ou prometa assumir um papel mais ativo da próxima vez. Seu remédio será a leveza. Aprenda a ligar humor às situações – que não seja às custas de outra pessoa. Quando se pegar inflamado demais, tente se acalmar. Assista a um programa de comédia ou a um filme engraçado, depois volte à situação ou emoção e veja se está mais leve.

Sua chama emocional pode tomar conta do seu corpo também. Procure sinais de refluxo ácido, azia, erupções cutâneas, acne ou desarranjo intestinal. São indícios de que você está deixando seu Pitta se desequilibrar. Se sentir queimação no estômago, coloque a mão na barriga e tente perceber que emoções estão ali. Os pensamentos estão intimamente ligados às emoções, por isso, ao pousar a mão no estômago e se sintonizar com as emoções relacionadas, preste atenção nos pensamentos que vêm à tona. Você pode ter tido uma experiência recente que causou algum distúrbio e está com raiva. A sensação no seu estômago (que resulta em um sintoma como refluxo ácido), a raiva e a experiência que o enfureceu estão todos interligados. Entender os sintomas conectados às emoções e às experiências que os causaram pode ajudar você a comunicar essas emoções e assumir responsabilidade pelo que você sente. Como um tipo Pitta, você tem tendência a colocar a culpa nos outros durante uma conversa ou criticar as pessoas. É melhor notar quando isso acontece e ficar atento. Lembre-se: você não é prisioneiro de suas reações passadas. Você pode escolher novas reações no presente.

Quanto à limpeza emocional, os tipos Pitta avançam melhor na natureza. Fazer longas caminhadas nas montanhas ou ao longo de córregos ou andar de bicicleta é ótimo para os Pittas. Embora gostem de esportes e competição, essa não é a maneira ideal de Pittas limparem as emoções, visto que ficam emocionais demais ao competir. Nadar por bastante tempo num ritmo tranquilo vai ajudar o Pitta a se acalmar enquanto examina suas emoções internas. Ao assistir a um lindo pôr do sol ou admirar a beleza da natureza, traga à mente as suas emoções recentes ou aquelas que deseja limpar. Você vai descobrir que soluções mais gentis e mansas lhe virão à mente nesses momentos. Embora o fogo possa queimar, ele também traz calor e luz. Escolha o aspecto de sua personalidade que traz luz, calor e paixão aos outros. Crie algumas frases inspiradoras ou anote citações que o ajudem a mantê-lo humilde, relaxado e calmo quando se pegar perdendo o controle emocional. Eis uma citação que pode guiá-lo: "Bem-aventurados os mansos, porque possuirão a terra!" (Mateus 5:5). E mais uma, de Victor Hugo: "A gargalhada é o sol que varre o inverno do rosto humano".

Tipos Kapha

Compostos de água e terra, os tipos Kapha podem cair facilmente sob o peso de seu dosha. Quando desequilibrados, podem ganhar peso rapidamente, o que, por si só, causa transtorno emocional. Quando os tipos Kapha ficam emotivos, eles tendem a se retrair e ficar deprimidos. A inércia pode tomar conta e, nesse caso, tudo o que querem é ficar no sofá. Nos relacionamentos, os tipos Kapha podem ficar dependentes ou possessivos. O lado bom é que, como são pessoas estáveis, é preciso muito para afetá-los emocionalmente. Um Kapha aguenta muitos golpes emocionais antes de se retrair completamente.

Se seu tipo principal de mente-corpo for Kapha, preste atenção à complacência. Quando vir seus hábitos alimentares saudáveis descendo pelo ralo e se pegar desejando doces ou comidas gordurosas o tempo todo, pergunte-se o que está acontecendo no campo emocional. Se você mantinha um programa de exercícios regular ou fazia caminhadas diariamente e, de repente, parou com essa rotina, pense no que aconteceu antes de parar. Como Kaphas gostam de estabilidade, você pode notar que interromper uma rotina normalmente acontece por um motivo. Talvez você tenha tido um dia muito ruim no trabalho. Ou talvez tenha brigado com um ente querido e as coisas ficaram mal resolvidas. Algo está fazendo você perder seus hábitos saudáveis e deixando você mais propenso à inércia.

Ao descobrir a origem de seu desequilíbrio emocional, elabore um plano de ação rápido que mantenha você em movimento. Uma ótima opção para os Kaphas é a caminhada de meditação. Enquanto considera sua situação ou conjunto de reações emocionais, caminhe o tempo que for necessário para avaliar tudo isso. Como um Kapha, você sabe que vai se retrair quando as coisas ficarem muito difíceis. Aprender a lidar com seus sentimentos de maneira instantânea, em vez de guardá-los e deixar que os problemas se acumulem, vai ajudar você a se manter equilibrado. Quando conseguir processar suas emoções, se dê uma recompensa que não seja em comida. Faça uma massagem ou vá fazer as unhas com uma amiga. Ou compre um novo par de tênis esportivos ou ingressos para algum evento.

Exercício: Seu plano de cura emocional

Como todos temos os nossos gatilhos, fique atento aos seus e crie um plano para impedir que suas emoções saiam do controle. Com um plano, você será capaz de processar suas emoções no momento em que elas surgirem, para então seguir em frente. Separe um tempo e anote seu plano agora, completando o formulário a seguir.

- Três coisas que noto acontecendo no meu corpo quando fico emocionalmente transtornado:
  Exemplos: "cerro os dentes" ou "fico com dor de cabeça".

1.
  2.
  3.

- Três reações emocionais típicas que tenho aos meus gatilhos:
  Exemplos: "como açúcar", "começo a gritar" ou "tiro conclusões precipitadas sobre o que o outro está pensando ou sentindo".
  1.
  2.
  3.

- Três sentimentos que costumo ter quando fico emocionalmente transtornado:
  Exemplos: raiva, medo, ansiedade, depressão, culpa, frustração, tristeza, raiva, irritação.
  1.
  2.
  3.

- Três situações ou pessoas que sei que me perturbam:
  Exemplos: "quando alguém chega atrasado", "quando a casa fica muito bagunçada" ou "meu irmão (ou irmã, cônjuge, pai, e assim por diante)".
  1.
  2.
  3.

Agora, faça um compromisso consigo mesmo de se manter no controle de suas emoções. Você não é prisioneiro delas nem de suas reações passadas. Você tem a opção de agir e reagir de maneira diferente de agora em diante. Você não é um monte de nervos condicionados. Existe um número infinito de escolhas que você pode fazer em qualquer situação. Algumas possibilidades:

- Quando notar meu corpo tenso por emoções, eu vou:
  Exemplos: "respirar devagar", "contar até dez", "fechar os olhos e sentir a tensão", "fazer uma caminhada rápida" ou "meditar".

- Quando for levado a ter uma reação emocional, em vez de praticar um comportamento destrutivo, vou preferir:
  Exemplos: "fazer perguntas em vez de partir para acusações, "dar à pessoa o benefício da dúvida" ou "criar uma história positiva na minha cabeça sobre o que *pode* estar acontecendo".

- Meus sentimentos negativos sobre uma situação podem se transformar com uma mudança de perspectiva, como:
  Exemplos: "medo pode ser transformado em curiosidade" ou "tristeza pode ser transformada em gratidão ou amor-próprio".

- As situações ou pessoas que normalmente conseguem me chatear agora me trazem alegria e fascínio porque tenho um número infinito de reações possíveis para escolher, como:
  Exemplos: "prometo, em vez de ficar nervoso, ir embora se um amigo estiver sempre atrasado" ou "vou fazer uma lista de todas as coisas boas que minha mãe (ou pai, irmã, irmão, cônjuge ou amigo) faz por mim e me concentrar nas dádivas de nossa relação".

- Quando eu resolver minhas emoções de maneira produtiva e oportuna, vou me recompensar:

Exemplos: "comprando flores para mim mesma", "comendo um chocolate caro", "colocando dinheiro na minha poupança para viagens" ou "pagando uma massagem".

Comprometa-se a ler seu plano de cura emocional todos os dias até ele se tornar parte de seu diálogo interno.

√ Checklist da saúde

Cura emocional

☐ Examine suas reações normais para ver se estão em sincronia com seu tipo de mente-corpo aiurvédico.
☐ Determine se você controla suas emoções ou se deixa que elas controlem você.
☐ Pratique assumir a responsabilidade pelos seus sentimentos diariamente.
☐ Complete seu plano de cura emocional.

CAPÍTULO 6

Cure seu passado

O passado não é igual ao futuro.
— ANTHONY ROBBINS

Deve haver momentos em que você se pergunta por que não consegue seguir em frente na vida. Você tem boas intenções: planeja crescer, se curar e avançar na direção de seus sonhos e esperanças. Mas parece que há algo puxando você para trás. Quando isso acontece, pode ser útil olhar para as questões mal resolvidas do passado. Todos temos experiências passadas que não foram muito agradáveis. Mas são as nossas interpretações e impressões em relação ao que aconteceu, e por que aconteceu, que nos fazem permanecer parados no mesmo lugar. Neste raio da roda, vamos explorar como superar o nosso passado e crescer além dele.

Qual é a sua história?

Todo mundo tem uma história. Nossa história é nosso passado. Podemos repeti-la apenas para nós mesmos, para os outros ou ambos.

Muitas vezes, essa história nos puxa como uma bola de chumbo, impedindo que sigamos em frente na vida. E, se não fizer isso, no mínimo ela nos põe para baixo de vez em quando. Usamos nossa história como desculpa para não assumir riscos ou mudar nosso caminho. Usamos nossa história para conseguir solidariedade ou compaixão. Às vezes, usamos nossa história como uma máscara para não termos que revelar nosso verdadeiro eu aos outros.

Então, qual é a sua história?

Ela pode ser simples ou longa. Pode envolver outras pessoas ou apenas uma. A história assume a forma de um diagnóstico, uma experiência única ou repetida. Às vezes, a sua história faz de você uma vítima.

Aqui estão alguns exemplos de histórias que as pessoas contam:

- Fui abusado na infância.
- Fui abandonado.
- Éramos pobres.
- Meu pai me deixou quando eu tinha 8 anos.
- Tive câncer.
- Venho de uma família disfuncional.
- Sou mãe/pai solteira(o).
- Sou diabético.
- Sofro de depressão.
- Não tive as mesmas oportunidades que meu irmão/minha irmã.
- Sou filho do meio.
- Meu pai era alcóolatra.
- Meus pais eram imigrantes.
- Meus pais eram casados, mas se odiavam.
- Eu era o "espertinho".
- Na escola, sofria *bullying*.
- Sou gordo.

Exercício: As histórias do seu passado

Que história ou histórias você repete a si mesmo e aos outros? Pense a respeito e anote *pelo menos* duas.

Como você se sente depois de ter escrito a sua história (ou histórias)? Melhor? Igual? Sente como se ela lhe fosse familiar, como um velho amigo? Ela parece estimuladora?

Aposto que sua história parece familiar e pode lhe dar uma sensação boa. Pode até lhe dar segurança. Mas aposto também que ela não estimula você. A sua história tem sido uma forma de você se esconder de quem realmente é. Ela tem mantido você em pausa, impedindo-o de seguir em frente. Em certo sentido, sua história é uma desculpa que você dá a si mesmo para não conquistar, não se cuidar e não viver seu darma, ou propósito. Agora, vou pedir que você faça algo radical. Pegue a caneta ou lápis que usou para escrever sua história (ou histórias) e risque-a. Risque sua história completamente. Você não precisa dela para ter sucesso na vida. Não precisa dela para seguir adiante. Ela está no passado. Mesmo se parte de sua história ainda estiver ocorrendo no presente, ao riscá-la você define a intenção de se livrar dela.

Deixe-me explicar por que isso é tão importante. Embora ela tenha um grau de verdade, também contém mentiras. Deixe-me repetir: a sua história, ainda que verdadeira, tem um traço de inverdade, por isso ela não é válida. Suponhamos que sua história seja: "Sou gordo". Você pode até expandir isso um pouco: "Sou gordo há muito tempo" ou "Sempre fui gordo".

Sim, seu corpo pode ser gordo. Mas é isso que constitui quem você é? Você sempre foi gordo? Jura? Quando nasceu, nos primeiros dias de sua vida, você era gordo? Não houve nenhum momento em sua vida em que não fosse gordo? Nem um diazinho sequer? Em que repetir "Sou gordo" está ajudando você a mudar essa história?

Em vez disso, que tal algo como "Estou no caminho para ficar saudável e perder peso"? Mesmo se não tiver certeza de como conseguir isso, mas tiver vontade, você está no caminho, não está? Essa não é uma frase mais fiel? Não estimula você mais do que "Sou gordo"?

Vamos pegar outra história: "Fui abandonado".

Essa também é uma verdade parcial. Se você está aqui hoje, lendo este livro, é porque alguém criou você. Podem não ter sido seus pais biológicos, mas alguém assumiu esse papel. Pode ter sido sua avó, tia, padrasto ou madrasta, pais adotivos, um vizinho. Alguém assumiu o papel de seus pais e ajudou você a se tornar quem você é hoje. Mudar a perspectiva ajuda a mudar sua história e estimular você. Assim, "Fui abandonado" pode se transformar em "Meus pais, que não tiveram condições de me criar, deixaram minha avó cuidar de mim porque me amavam muito".

Exercício: Sua nova realidade

Agora que você riscou suas histórias antigas, escreva pelo menos duas histórias novas para si mesmo.

A sua história ficou tão profundamente arraigada que pode levar um tempo até você conseguir mudá-la por completo. Toda vez que você pensar na história antiga, passe para a nova. Lembre-se: embora a história antiga possa ter certo grau de verdade, a história nova também tem. É uma questão de escolha. Mude o foco para a nova a fim de seguir em frente.

Entendendo por que você tem um passado

O passado é algo complexo. Alguns têm um passado tranquilo, já outros, um mais difícil. Não é simples entender por que sofremos para chegar aonde estamos hoje. Se você teve um passado cheio de obstáculos, pode ter chegado à conclusão de que a vida é injusta. Se teve um passado tranquilo, pode ter medo do que está por vir. No Vedanta, a filosofia da qual o aiurveda se deriva, o nosso passado não é apenas nosso passado nesta vida, mas também um acúmulo de vidas. Em que quer que você decida acreditar, seu passado e todas as suas lições o levaram aonde você está hoje. Você já esteve no meio de uma provação se perguntando "Por que será que estou passando por isso?" e, depois, descobriu que fazia sentido? Existe um quadro maior no grande esquema das coisas. Às vezes, recebemos uma resposta à pergunta "Por quê?", outras vezes não.

O Vedanta diz: "A vida corre entre as margens de dor e prazer. Tombamos dos dois lados, mas não devemos ficar presos em um único lado por muito tempo". No Ocidente, temos a expressão "Isso também vai passar", que indica mais ou menos o mesmo. No fundo do coração, entendemos que a vida é, de fato, como um rio. Sempre vamos sentir a dicotomia do bem e do mal, da riqueza e da pobreza, da dificuldade e da facilidade. Quando passamos por um acontecimento, a lição não é apenas observá-lo, mas também adquirir o conhecimento que ele tem a nos oferecer. A prática da meditação propicia a capacidade de observar nossa consciência. E nosso intelecto vai permitir que aprendamos a lição e sigamos em frente.

No capítulo sobre cura emocional, nos focamos em assumir a responsabilidade pelos nossos sentimentos e ações. Aprender as lições de acontecimentos passados ajuda a assumir essa responsabilidade. Muitas vezes, as pessoas que têm dificuldade para seguir em frente depois de certos acontecimentos ficam presas num estado de espírito vitimista, em uma espécie de *consciência de vítima*. E se, ao ler isso, você disser a si mesmo "Bom, eu nunca faço isso, não fico na consciência de vítima", pense bem. Todos fazemos isso de vez em quando.

Deixe-me dar um exemplo. Você já recebeu uma multa por excesso de velocidade? Depois de se recuperar do choque ao ver o valor da multa, você começa a explicar aos outros o que aconteceu. Será que você diz algo como "Eu estava dirigindo mais rápido que o limite de velocidade, o que é contra a lei. Um policial notou como eu estava indo rápido, me parou e me deu uma multa por excesso de velocidade, o que, no fim, eu sei que mereci porque estava violando a lei"? Já ouviu *alguém* dizer isso?

O que normalmente dizemos ou ouvimos é: "Foi a indústria da multa", "Todos os outros carros estavam indo rápido, por isso eu precisava acompanhar o tráfego" ou "Era fim do mês e o policial precisava cumprir a cota dele". Essas são as coisas gentis que dizemos. Mas que tal "O poder subiu à cabeça daqueles porcos malditos. Por que eles não estão prendendo criminosos em vez de importunar os cidadãos pobres e de bem que só estavam uns quinze quilômetros por hora acima do limite de velocidade enquanto todos aqueles traficantes e pedófilos ficam à solta?"?

A maioria de nós escolhe a consciência de vítima porque ela nos torna o herói e faz do outro o vilão. Mas o que ela faz com nossa psique? Ela nos mantém enraizados no passado. Torna-se parte de nossa história, então ficamos apegados a ela, e ela nos impede de seguir em frente. No fim, somos responsáveis por todas as nossas ações e reações. Não importa se fizemos algo consciente ou inconscientemente. Se você aprender essa lição, mal vai acreditar no crescimento pessoal que vai desenvolver.

"Sou responsável por todas as minhas ações e reações." Esse é um mantra que você pode repetir a si mesmo diariamente para ajudar na cura de seu passado. Você pode estar se perguntando "E se eu sofri um acontecimento pelo qual não era diretamente responsável?"

Vamos supor que você tenha sofrido abuso na infância, violência doméstica, estupro ou outra forma de violência. Não estou sugerindo, de maneira alguma, que seja responsável por esses acontecimentos. É óbvio que, em exemplos assim, você era a vítima. Mas a palavra-chave aqui é *era*. O que aconteceu já passou, por mais trágico ou terrível que tenha sido. Alguns acontecimentos são tão dolorosos que demoram muito tempo para cicatrizar. Você não é responsável por eles, mas é responsável pela sua interpretação de como eles afetam seu presente e seu futuro. Existem histórias de sobreviventes do Holocausto ou outros casos de genocídio e de mães de filhos assassinados que perdoaram seus perpetradores. Nunca passei por algo tão trágico e não vou fingir que conseguiria perdoar facilmente quem cometesse crimes desse tipo. Mas aqueles que perdoaram aprenderam a lição e seguiram em frente.

Não importa o que aconteceu no seu passado. O que você está fazendo com seu presente e seu futuro?

Encontre a lição e siga em frente

A vida nos dá testes e lições. Isso é claro. Agora, o que você faz com esses testes e lições é escolha sua. Na escola, se você fizer um teste, entender a lição e tirar nota alta, pode seguir em frente para o próximo nível. A vida é igual. Você já descobriu uma fraqueza em si mesmo e descobriu que as mesmas lições vêm surgindo como resultado dessa fraqueza? Bom, isso é porque você ainda não aprendeu a lição. Quando finalmente aprender, o universo vai dizer "Agora é hora de seguir em frente". E sabe o que ele vai lhe dar? Mais lições! Mas essa é a parte bacana. Quando você entende isso, começa a se divertir.

O tema recorrente na minha vida é paciência. Durante toda a vida, sofri com minha impaciência. Os conselhos e advertências que minha mãe repetia ("Paciência é uma virtude, filha!") me mantiveram frustrada na vida adulta. E a impaciência ferrou comigo, por assim dizer. Já rompi relações, deixei passar oportunidades e perdi dinheiro graças à ela. Devagar e sempre, estou aprendendo a lição. Levei mais de quarenta anos, mas estou aprendendo a dar um passo para trás e deixar que as coisas se desenrolem naturalmente, em vez de forçar para que aconteçam. Agora que estou ciente da minha lição de vida, posso escolher. Se me pegar sendo impaciente, posso escolher a paciência. Assim, voltamos à questão do poder de escolha dentre um número infinito de opções.

Digamos que seu tema recorrente seja relacionamento abusivo. Começando por um membro da família, depois um cônjuge ou chefe no trabalho e, mais tarde, outras pessoas, você teve uma série de relacionamentos abusivos. Como encontrar as lições nisso? Faça-se as seguintes perguntas:

1. O que essas relações estão tentando me ensinar?
2. O que preciso afirmar verbal ou não verbalmente para me fortalecer?
3. Como saio do papel de vítima e assumo um papel de protagonista?
4. O que preciso descobrir sobre meu comportamento que atrai esse tipo de relação?
5. O que estou ganhando ao continuar numa (ou em mais de uma) relação abusiva?

Também nesse caso, você não é responsável por ter sofrido abuso em um relacionamento abusivo, mas é responsável por seu presente e seu futuro. Ao responder questões de emancipação e definir sua intenção de deixar o passado para trás, você vai se ajudar a entender a lição. O seu tema recorrente pode não ser o abuso. Pode ser pobreza, fracasso ou vício. Pode ser procrastinação ou problemas amorosos. Seja o que for, encontre o tema recorrente de seu passado.

Às vezes, para curar os males do passado, basta tomar decisões como: "Não vou mais me permitir ficar em relações abusivas" ou "O que aconteceu no meu passado não vai definir meu futuro". Outras vezes, a cura é um processo mais longo que exige ajuda profissional. Mas, se a ajuda profissional estiver aliada à meditação, à autoconsciência, ao ato de assumir a responsabilidade e à tomada de decisões conscientemente, o processo de seguir em frente vai evoluir muito mais rápido.

Os sete chacras principais: Liberando a energia bloqueada

Seja qual for a nossa capacidade de curar nosso passado, sempre fica um resíduo das experiências vividas. Esse resíduo habita em nossas células e tecidos na forma de toxinas – e também em nosso corpo energético, o aspecto do eu que nos dá força vital ou energia vital. Em sânscrito, essa energia é chamada de prana. Todos temos centros de energia no corpo chamados chacras. A palavra *chakra* significa "roda". Existem sete chacras principais, cujas localizações vão da base da espinha até a coroa da cabeça. Se o conceito de chacra ou centro de energia for muito abstrato para você, pense nele como uma região anatômica que também reúne aspectos de suas emoções, experiências, personalidade e espírito.

Um exemplo simples de entender é seu coração: o coração é a região anatômica, e a emoção é o amor. A experiência do amor está ligada ao seu coração e a todo o seu passado. O aspecto pessoal do coração e do amor é a forma como você o expressa, e a associação espiritual do coração pode ser tudo, desde amor-próprio ao amor a um ser superior.

Para curar o passado, ficar saudável no presente e continuar assim no futuro, examine seus chacras e descubra onde está mantendo energia bloqueada. Isso pode direcionar você rumo à cura.

Quando passei pela experiência com o tumor da tireoide, estava determinada a descobrir todos os motivos por que eu havia permitido a ocorrência do câncer. Instintivamente, eu sabia que a estrada para a cura incluía ter certeza de que era eu quem tinha levado aquilo para minha vida, o que me dava a capacidade de tirá-lo dela. Aos 28 anos, disse a mim mesma: "Estou aprendendo a lição que o câncer de tireoide está me oferecendo para nunca mais ter câncer de novo". Ao longo da jornada de autodescoberta, aprendi sobre os sete chacras principais. A tireoide se situa no quinto chacra, o chacra de expressão verbal.

Depois que aprendi isso, explorei internamente o que andava fazendo que me impedia de me expressar de maneira plena ou, em outras palavras, o que bloqueava meu chacra. Ao rever o meu histórico de saúde além do câncer de tireoide, percebi que, durante toda a vida, todas as minhas doenças tinham começado na garganta. Na infância, eu vivia tendo faringite estreptocócica ou tonsilite. Aos 17 anos, fui diagnosticada com mononucleose, e minha garganta ficou parcialmente oclusa como resultado de um abscesso, que precisou ser aberto com cirurgia. A mensagem era clara: eu precisava resolver as questões do chacra da garganta. Expressar meu verdadeiro eu para os entes queridos sempre foi uma dificuldade para mim. No entanto, só fui reconhecer isso no momento em que adquiri conhecimento sobre os chacras. Precisei passar pela tarefa árdua de confrontar meus medos e de me expressar de maneira autêntica. Descobrir a origem do bloqueio foi libertador. E, embora eu tenha levado um certo tempo para honrar essa parte de mim, acredito que meus males de garganta nunca mais vão voltar, agora que curei meu quinto chacra.

Na faculdade, estudei os estágios de Erik Erikson sobre o desenvolvimento psicológico da criança. Sua premissa é que uma criança deve passar por um certo desenvolvimento em determinada idade e, se conseguir, o próximo passo o levará ao sucesso social e psicológico. A hierarquia dos sete chacras principais se assemelha ao nosso desenvolvimento psicológico.

Entre os sete chacras, três são dedicados ao físico; o quarto é a relação entre matéria, ou físico, e espírito; e os três últimos são de caráter espiritual. Se você abrir e alinhar os três primeiros chacras com sucesso, vai obter mais acesso aos chacras superiores. Também é possível ficar preso no primeiro, segundo ou terceiro chacra e nunca avançar até os chacras superiores. Se resolver os bloqueios em seus chacras, você vai adquirir mais intuição, saúde, amor e felicidade.

Se quer trabalhar para desbloquear os chacras, ajuda primeiro meditar por cerca de quinze minutos; depois, ainda com os olhos fechados, concentre-se em cada um dos chacras por cerca de três a cinco minutos. Seu corpo vai lhe informar onde os bloqueios estão localizados. Você vai sentir uma sensação de abertura, de neutralidade ou de energia bloqueada. Quando um chacra está aberto, você sente a energia fluindo livremente, quase como se o ar circulasse por toda a região. Quando um chacra está em estado neutro, nem aberto nem fechado, você pode sentir a energia, mas não exatamente seu fluxo livre. Como nossos corpos estão alternando entre equilíbrio e desequilíbrio, uma sensação neutra não necessariamente indica um bloqueio; pode ser simplesmente um estado momentâneo. Por exemplo, se você acabou de comer e se concentrar no chacra do plexo solar, pode sentir movimento, mas não o chacra completamente aberto, uma vez que tem comida no estômago. Uma sensação fechada seria como sentir algo sólido, como um nó na garganta quando se está aflito.

Se detectar uma sensação neutra ou fechada num chacra, mantenha a consciência nele e note se sente algo relacionado a esse chacra. Uma lembrança pode vir à mente, ou um sintoma que você sentiu no passado pode se manifestar no seu corpo. Mantenha um caderno à mão enquanto realiza esse exercício e anote tudo que vier à mente ou que sentir no corpo. Se perceber muitas memórias ou sensações relacionadas a um chacra específico, foque nesse chacra algumas vezes por dia durante alguns dias. Mantendo a intenção de abrir o chacra, você vai ver que receberá orientações sobre o que precisa fazer para liberar a energia dele. Continue a tomar notas sobre o que surgir em sua prática de meditação e em suas atividades diárias.

Se precisar, você pode usar ferramentas para ajudar a abrir seus chacras. Visualizar a cor de cada um, entoar mantras e usar pedras correspondentes ao chacra bloqueado são técnicas úteis. Posturas de ioga correspondentes a cada chacra e, claro, pranayama (técnicas iogues de respiração) e meditação também ajudam.

Ao imaginar a área de cada chacra, visualize-a como uma roda densa de energia em movimento indo da frente do seu corpo até a parte de trás. Se estiver em pé, essa "roda" estará paralela ao chão.

O chacra raiz: Muladhara

Esse chacra abrange a base da coluna vertebral, o períneo e as três primeiras vértebras. O elemento terra domina o chacra raiz, que representa segurança, estabilidade, necessidades básicas e confiança. Quando o chacra raiz está alinhado, você tem uma sensação de segurança e certeza de que suas necessidades físicas e psicológicas básicas serão atendidas. Já um chacra raiz desequilibrado leva a uma sensação de insegurança, incerteza e desconfiança. O período em que o chacra raiz desenvolve sua fundação é do nascimento aos 7 anos de idade.

Ao examinar seu passado, procure coisas que possam ter desenvolvido bloqueios no chacra raiz. Situações como a morte de parentes próximos na infância, divórcio, perda do trabalho dos pais, mudanças frequentes, problemas financeiros ou pobreza podem levar a desequilíbrios nesse chacra. Sempre que nossas fundações são abaladas, criamos um desequilíbrio no chacra base.

Causas possíveis de desequilíbrio do chacra raiz também incluem obesidade, hemorroida, constipação intestinal, ciática, artrite degenerativa, anorexia nervosa, problemas de joelho, ganância, comportamento agressivo, medo, ansiedade e insegurança.

A cor que corresponde ao chacra muladhara é o vermelho e o som de seu mantra é *lam*. As pedras correspondentes ao chacra raiz são rubi e granada. Todas as posturas de fundação da ioga são boas para esse chacra. Padmasana (flexão de lótus), postura de joelhos no peito, postura do lagarto e shavasana (postura de relaxamento) podem abrir e alinhar o primeiro chacra.

O chacra criativo e sexual: Svadhisthana

O segundo chacra rege nossa energia criativa e sexual. Sua localização abrange uma área que vai de cima do osso púbico até embaixo do umbigo, e inclui o plexo sacral. A água é o elemento do segundo chacra, englobando os fluidos corporais de circulação, micção, eliminação, sexualidade e reprodução. O svadhisthana é usado para expansão. Energia criativa é expansão, seja para reprodução ou criação de alguma coisa nova. A expansão leva ao crescimento, enquanto a criatividade atrofiada leva à deterioração. O desejo, as emoções e o prazer fluem como água do segundo chacra. O instinto de cuidar tem origem ali. Quando saudável, esse chacra proporciona uma vida sexual saudável com nossos parceiros, uma função sexual saudável, ciclos menstruais regulares, satisfação no trabalho e no lazer e hobbies criativos. Um segundo chacra bloqueado pode causar disfunção sexual, problemas de útero, bexiga ou rim, doenças dos órgãos sexuais, vícios, ciúmes, inveja ou pessimismo. Desenvolvemos o segundo chacra entre os 8 e os 14 anos de idade.

A cor desse chacra é laranja, e o som de seu mantra é *vam*. Sua pedra é coral. Posturas de ioga que ajudam a abrir e alinhar o chacra incluem movimentos fluidos como balanços pélvicos, balanço de quadril, postura da deusa reclinada, postura do alfaiate e postura da cobra. Praticar uma respiração diafragmática profunda pode ajudar a trazer energia à parte inferior do abdome e ao segundo chacra, conforme você expande e contrai a barriga de maneira consciente.

O chacra do plexo solar: Manipura

Manipura é considerado a morada do eu. Através do terceiro chacra, exibimos nosso eu para o mundo exterior. Esse é o chacra do poder pessoal e da força de vontade. Imagine um grande círculo em volta do umbigo se estendendo até o esterno – ele abrange o chacra do plexo solar. Como seu nome sugere, o fogo domina esse chacra, necessário para a digestão e a assimilação de nutrientes no corpo. O elemento fogo nos proporciona o ânimo necessário para realizar nosso trabalho. O plexo solar também é o lugar do ego, que pode nos ajudar ou atrapalhar na vida. Quando alinhado, realizamos ações de forma altruísta. Um terceiro chacra desequilibrado nos torna obcecados por exercer poder sobre os outros. Quando está bloqueado, pode levar a distúrbios metabólicos como diabetes, hipoglicemia, refluxo ácido e úlceras. Desenvolvemos o terceiro chacra entre os 14 e os 21 anos de idade.

A cor do chacra manipura é amarelo vivo como o sol. A palavra *manipura*, inclusive, significa pedra brilhante. O som de seu mantra é *ram*. As pedras para o terceiro chacra são âmbar e topázio. A respiração iogue desse chacra inclui a respiração bhastrika, ou "respiração de fogo", e kapalabati, ou "respiração de crânio brilhante". As posturas da ioga para ajudar a abrir e alinhar o terceiro chacra incluem a postura do barco (navasana), a postura do arco, a postura da prancha com respiração profunda e o alongamento frontal.

O chacra do coração: Anahata

Chegamos ao centro dos sete chacras. Três ficam abaixo e três acima. O chacra do coração é onde a matéria e o espírito se encontram. O chacra anahata é nossa fonte de amor, compaixão, compreensão, empatia, dedicação e gratidão. O quarto chacra é regido pelo ar e abrange o coração, a glândula timo, os pulmões, os braços e as mãos. O amor sentido por esse chacra é um tipo genuíno de amor que vai além da atração sexual do segundo chacra, e do desejo e da energia do terceiro. No coração, o elemento ar nos proporciona descontração, gargalhadas, leveza e liberdade. Os males do quarto chacra podem se manifestar como asma, pressão alta, cardiopatia e doença pulmonar. Outro desequilíbrio desse chacra ocorre quando uma pessoa bem-intencionada que dá amor, compaixão, dedicação e cura esgota sua energia sem se recarregar com amor-próprio e autocura. Desenvolvemos o quarto chacra entre os 21 e 28 anos de idade.

A cor do quarto chacra é verde. O som do mantra é *yum*. As pedras são esmeralda e quartzo rosa. As posturas de ioga que podem ajudar a abrir e alinhar o chacra do coração incluem a postura do arco em pé, a postura do camelo, a postura da cabeça da vaca e a postura do peixe.

O chacra da garganta: Vishuddha

O quinto chacra é o primeiro do plano espiritual através do qual realmente transcendemos nossas limitações físicas. Por meio da comunicação e da expressão verbal, podemos estar presentes onde não estamos fisicamente. A comunicação por telefone, vídeo, internet ou gravações de áudio nos permite transcender o espaço e estar num lugar enquanto o nosso corpo está em outro. Por exemplo, posso participar de uma videoconferência em Tóquio, ver os presentes e dar minha opinião enquanto estou sentada confortavelmente em minha casa na Virgínia.

Som, vibração, expressão pessoal e todas as formas de comunicação são abarcadas pelo quinto chacra. Seu elemento correspondente é o akasha, ou espaço. O som navega pelo espaço. Como o akasha, a vastidão da comunicação é infinita.

Quando o chacra vishuddha está aberto e alinhado, nos sentimos capazes de comunicar nossas necessidades, desejos e ideias de maneira eficiente. Nossa relação com os outros através da expressão verbal rompe barreiras e proporciona expansão além do eu.

Se o quinto chacra está bloqueado, sentimos frustração e desconexão, e não conseguimos comunicar nossas necessidades de maneira efetiva. A região anatômica do chacra da garganta abrange tireoide, paratireoide, pescoço e ombros. Doenças físicas desse chacra podem incluir dor de garganta, tensão cervical, resfriados, problemas de tireoide e problemas de audição. Desenvolvemos o quinto chacra entre os 28 e 35 anos de idade.

A cor que corresponde ao chacra vishuddha é o azul brilhante. O som de mantra é *hum*. A pedra preciosa é turquesa. A técnica de respiração iogue ujjayi, feita com a garganta parcialmente obstruída e acompanhada por um som baixo pode ajudar a abrir e alinhar a garganta. Posturas de ioga para o quinto chacra incluem arado, vela, ponte, círculos com o pescoço e postura do joelho na orelha (postura de arado com os joelhos flexionados posicionados ao lado das orelhas).

O sexto chacra: *Ajna*

O sexto chacra se localiza entre as sobrancelhas e é chamado de chacra do terceiro olho ou centro da intuição. Ele abrange a glândula pineal e os olhos. Segundo o Vedanta, os olhos físicos veem o passado e o presente, enquanto o terceiro olho vê o futuro. O chacra ajna nos garante clareza, clarividência e espiritualidade, possibilitando que transcendamos nossa natureza dual. Pessoas capazes de abrir seu chacra do terceiro olho têm um brilho ou luz cercando seus corpos. Um chacra ajna desequilibrado causa dores de cabeça, alucinações, pesadelos, dificuldades de concentração, memória fraca, problemas de visão ou dificuldade de visualização. Desenvolvemos o sexto chacra entre os 33 e 42 anos de idade.

A cor do sexto chacra é azul-marinho. O som de seu mantra é *sham*. As pedras preciosas são lápis-lazúli e quartzo. Exercícios para os olhos ajudam a alinhá-lo. A respiração com as narinas alternadas, ou nadi shodhana, é um ótimo pranayama e pode abrir o chacra ajna. Posturas de ioga para ajudar a abrir e alinhar o sexto chacra incluem a postura do golfinho, a postura da criança apoiando a testa num bloquinho no chão e a postura da águia.

O sétimo chacra: *Sahaswara*

O sétimo chacra, localizado na coroa da cabeça, é chamado de lótus de mil pétalas. É nossa fonte de iluminação e conexão espiritual com nossos eus superiores, com os outros e, em última instância, com o divino. É no nível de consciência desse chacra que sentimos que não estamos separados de nossa fonte, mas unidos. O amor incondicional flui de nosso ser. A unidade que sentimos nunca pode voltar a ser dividida. Esse é o estado mais elevado de realização na existência humana. O chacra sahaswara abrange a glândula pituitária, o córtex cerebral e o sistema nervoso central. Um sétimo chacra desequilibrado pode causar depressão, alienação, confusão, tédio, apatia, sensação de superioridade espiritual e perda de memória. Desenvolvemos o sétimo chacra entre os 43 e 49 anos de idade.

As cores são violeta e branco. O som de mantra é *om*. As pedras são ametista e diamante. Meditação é a principal prática para abrir o chacra da coroa. Posturas de ioga que colocam o foco na coroa da cabeça, como parada de cabeça, parada de mão e anteflexão em pé com a cabeça no chão ajudam a abrir e alinhar o sétimo chacra.

Deixe o passado para trás levando três lições para o futuro

O passado é um guia, um mapa que vai lhe mostrar o caminho para o seu destino. Extraia dele o que deseja e descarte aquilo de que não precisa mais. Basta tomar a decisão para deixar o passado para trás. Sinta a liberdade que surge quando você decide seguir em frente. Mude as histórias que conta para si mesmo e para os outros para reformular o trajeto do seu futuro.

Considerando o trabalho que fizemos juntos sobre sua história e os bloqueios em seus chacras, que lições você aprendeu? O que há em sua história que você deseja mudar? Você é o autor de sua vida e tem o direito de escrever o roteiro. Não é emocionante?

A partir de suas histórias e de seus chacras bloqueados, tire três lições que deseja levar com você para o futuro. São lições que você aprendeu e não deseja repetir. Você entendeu a mensagem e está seguindo em frente. Alguns exemplos: "Não preciso mais me alimentar com comidas pouco saudáveis para me sentir pleno; sou pleno do jeito que sou", "Meus pais fizeram o melhor para me criar; sou uma pessoa independente agora, e assumo total responsabilidade pelas minhas decisões", "Eu orquestro meu próprio destino".

Exercício: Três lições para levar para o seu futuro de realizações

1.
2.
3.

√ Checklist da saúde

Cure seu passado

☐ Escreva a sua história como ela é hoje.
☐ Crie sua nova história e escreva-a.
☐ Explore as lições do seu passado e como elas formaram quem você é atualmente.
☐ Analise seus chacras e observe quais parecem bloqueados.
☐ Crie e escreva três lições do seu passado para seu futuro de realizações.

CAPÍTULO 7

Saúde amorosa

Amor é vida. E, se você sente falta de amor, sente falta de vida.
— LEO BUSCAGLIA

A saúde, o crescimento e a cura verdadeiros vêm quando temos relações profundas com os outros. Muita gente anda solitária no mundo atual e, como madre Teresa observou de maneira tão eloquente, "A maior doença do Ocidente hoje não é a tuberculose nem a lepra; é a falta de carinho, amor e cuidado. Nós podemos curar as doenças físicas com a medicina, mas a única cura para a solidão, o desespero e o desalento é o amor".[1] Os humanos são seres sociais por natureza. Não fomos feitos para ficar sozinhos. O caminho para se tornar a melhor versão de si mesmo é através do espelho do relacionamento.

O relacionamento começa com o eu – conhecer-se, amar-se e aceitar-se no nível mais profundo. É a noção de que você não é apenas seu corpo, mente ou pensamentos, mas algo muito mais grandioso. Você é parte do quadro maior, e seu papel aqui, nesse parêntese no tempo, é importante. A descoberta gira em torno de amar quem você é, exatamente da forma como é, porque você, em sua essência, é parte de

Deus, ou espírito universal. Sua essência espiritual é perfeita porque a fonte que o criou é perfeita. Quando você encontra o amor-próprio, que não é egoísta nem autoindulgente, mas carinhoso, consegue irradiar amor a todos ao seu redor.

Fico pasma ao ver que, embora em geral consigamos oferecer paciência, doçura e amor às pessoas em nossa vida que estão passando por dificuldades, quando o assunto somos nós e nossas próprias inseguranças e dificuldades, costumamos ser muito duros. Para os outros, damos apoio, um ombro amigo, afeto e palavras gentis. Meu conselho é que você também seja seu melhor amigo. Seja paciente e gentil consigo mesmo. Aprenda a amar seu corpo imperfeito e quaisquer outras falhas que você tenha. Amá-las não significa que não deseja mudar algumas coisas. Você pode querer mudar um comportamento que o coloca para baixo e que o impede de levar uma vida mais completa. Mas o princípio da jornada começa com a autoaceitação e o amor-próprio.

Mais de um ano atrás, saí de um relacionamento com um homem que eu amava muito. No fundo, ele não era bom para mim e, por mais que eu o amasse, percebi que estar com ele impedia o meu crescimento. Um dos motivos do meu sofrimento era que, enquanto eu o amava completamente, incluindo todos os seus defeitos, ele não conseguia me amar da mesma maneira. A lição que aprendi quando terminamos foi que ele só conseguia me amar na medida em que amava a si mesmo. Ele não tinha como me dar mais amor do que possuía. Eu não podia culpá-lo nem ter raiva dele por isso. Ninguém pode dar mais do que tem dentro de si. É por isso que se deve começar com o amor-próprio.

Além disso, não se pode amar por dois em uma relação. Em um relacionamento, o amor é uma troca dinâmica entre dar e receber. Só que essa troca nem sempre é igualitária. Haverá momentos em que será preciso dar ou receber mais. Mas, se você descobrir que está dando o tempo inteiro e não está recebendo amor de volta, vai ficar vazio e sem energia. Algumas pessoas têm dificuldade em receber amor. Elas acham mais fácil dar. Numa relação, é preciso permitir ao outro o dom de dar e ver que você aceita esse amor de braços abertos. Por outro lado, se

Saúde amorosa

você acha que o outro sempre lhe deve algo, seja afeto, atenção, presentes ou reconhecimento, pode ser que precise trabalhar para aumentar seu amor-próprio.

No aiurveda, o relacionamento é de extrema importância. A categoria kama (desejo e casamento) é uma das quatro categorias importantes na vida. As outras três são artha (riqueza), darma (propósito de vida) e moksha (libertação).

Esteja você ou não em um relacionamento íntimo com uma pessoa amada, procurando um relacionamento ou não planejando ter um, saiba que isso nos afeta em todos os níveis. Somos animais sociais. Infelizmente, construímos nosso mundo ocidental em torno do conceito de autossuficiência, o que nos isolou. Desde as videoconferências de trabalho aos scanners eletrônicos do supermercado, tiramos o elemento humano de nossa vida diária. Pense bem: se você quisesse, provavelmente conseguiria passar o dia ou vários dias sem interagir com outro ser humano. Dá para pedir comida e roupas pela internet. Dirigir seu carro sozinho, mandar e-mails em vez de fazer telefonemas e cuidar das finanças sem nunca pôr os pés num banco. Preciso continuar?

Lembro quando meu estado instalou scanners automáticos nos pedágios das estradas e eu não precisava mais parar para pagar. Fiquei um pouco triste pela falta de interação com os funcionários da cabine. Não é de se surpreender que a venda de medicamentos sob prescrição para depressão e ansiedade esteja mais alta do que nunca. Nossa necessidade de autossuficiência nos isolou e nos deixou completamente independentes de outros humanos. Mas somos sociais por natureza. Isso não mudou. Afinal, há não muito tempo, nos anos 1960, foi descoberto que bebês em orfanatos que não recebiam colo, carinho e amor, mesmo recebendo a nutrição adequada, morriam. Podemos mudar as circunstâncias, acontecimentos e conveniências na vida cotidiana, mas não podemos mudar como fomos projetados, daí vêm os fortes sentimentos de isolamento e depressão que tantos sentem.

Um grande passo rumo ao amor-próprio é reconhecer esse fato.

Somos seres sociais feitos para viver relacionamentos com outras pessoas

Entendo que alguns não queiram uma relação íntima no sentido de kama, que abrange o desejo de casar e constituir uma família. Mas relacionamentos com parentes, amigos, conhecidos, colegas de trabalho e vizinhos são mais importantes para a saúde do que você pode imaginar. Com que frequência você foi à casa de um vizinho pedir uma *xícara de açúcar* emprestada no último ano? Aliás, você conhece seu vizinho? É mais provável que tenha comprado um estoque de açúcar para o ano inteiro no atacado e que os insetos o consumam antes de você. No Ocidente, ficou tão fácil viver sem os outros que precisamos fazer um esforço ainda maior para incluir amigos e parentes nas nossas vidas. E isso é essencial para atingir uma vida equilibrada.

A vida não é equilibrada sem relacionamentos saudáveis e afetuosos

Relacionamentos conjugais já foram a base da vida familiar, que era o centro da estrutura social na sociedade. Do microcosmo de uma estrutura familiar sólida – que incluía marido, esposa, filhos, avós, tios e primos –, vinha o macrocosmo dos bairros, cidades e estados. Lembro-me de quando era criança nos anos 1970. Se me comportasse mal e o vizinho do quarteirão do lado visse, minha mãe ficava sabendo antes mesmo que eu chegasse em casa. Nas últimas décadas, à medida que a vida diária foi se tornando menos centrada na vida familiar, a estrutura social de interconexão e interdependência também decaiu. Um ótimo exemplo disso é a mudança no papel da mulher na sociedade nos últimos cinquenta anos.

Mais do que nunca, as mulheres são independentes financeiramente. Isso é ao mesmo tempo uma bênção e uma maldição. Há menos de sessenta anos, a esposa dependia do marido para ter segurança financeira.

Embora isso fosse um problema no caso de casamentos infelizes, também ajudava a manter a relação. Hoje, uma mulher insatisfeita com o casamento ou relacionamento pode cair fora se estiver incomodada. O mesmo vale para o homem. Sem medo que ela vá parar na rua se ele a abandonar, é mais provável que ele largue o relacionamento quando a barra ficar pesada. Culturalmente, as separações são completamente aceitáveis. Então onde está o elemento que mantém os relacionamentos unidos?

Não estou sugerindo que você deva aceitar um relacionamento desbotado. Parte da cura é a expansão do amor, da compaixão e da compreensão. Estar em um relacionamento inclui aceitar o fluxo das marés. Mais do que nunca, hoje é muito mais difícil construir relações estáveis, duradouras e significativas. Na era do imediatismo na comunicação, esperamos mais de nossos entes queridos. E com a facilidade de nos comunicarmos com outras pessoas fora da relação, a infidelidade é mais fácil do que nunca. Sem mencionar que as fronteiras entre ser fiel e infiel estão tênues e difusas.

Uma compreensão aiurvédica de relacionamento começa com a autoconsciência e o amor-próprio. Quando você cuida de si mesmo e de suas necessidades físicas, emocionais e espirituais, tem energia e paciência para se dedicar aos outros. A consciência de suas dificuldades e limitações permite que você pegue leve com seus entes queridos e as limitações deles. Reconhecer o que você precisa numa relação lhe possibilita informar as pessoas de suas necessidades.

Neste capítulo, o foco são os relacionamentos românticos, visto que eles são os mais difíceis para a maioria das pessoas. No entanto, as orientações sobre comunicação apresentadas aqui podem ser aplicadas a qualquer relação. Os seres humanos são universais. Todos temos as mesmas necessidades e desejos, e enfrentamos as mesmas emoções. E, se você ainda não leu o capítulo sobre cura emocional (capítulo 5), volte e dê uma lida nele antes de transformar sua saúde amorosa.

Pare um momento para refletir sobre a sua relação, se estiver em uma. Você está numa relação atualmente? Está procurando uma? Está se recuperando de um término ou divórcio recente? Decidiu ficar sozinho por um tempo e aprender mais sobre si mesmo? Qualquer que seja o momento em que estiver no quesito relacionamento, você está onde deve estar. Aceite-o. Se já leu o último capítulo e está trabalhando na cura de seu passado, você sabe que o que aconteceu já passou. Considere o presente em relação à sua visão para o futuro.

Eu fui casada por um bom tempo. Eu e meu marido nos conhecemos aos 20 anos de idade e saímos sem compromisso durante a faculdade. Quando engravidei da minha filha, decidimos fazer a coisa certa (segundo a nossa criação) e nos casamos. Ficamos juntos por um total de quinze anos e tivemos mais dois filhos lindos. Enfrentamos muitas dificuldades ao longo do caminho, mas, no fim, eu soube que meu crescimento pessoal com ele não tinha para onde ir. Foi uma decisão difícil, mas eu sabia que o divórcio era o melhor para nós dois, porque ele também não tinha para onde crescer.

Depois, entrei numa relação com um homem por quem me apaixonei, mas nossas ideologias, códigos morais e origens religiosas não combinavam. Continuamos juntos por quatro anos e ficamos noivos, o que celebramos com uma grande festa. Ele foi morar comigo e ficamos juntos por um ano até a situação ficar difícil. Ele foi embora e, naquele momento, eu soube que era melhor mesmo que não deixássemos nossa relação se arrastar mais. No entanto, depois dessas duas experiências, me senti derrotada. Meus filhos tinham me visto fracassar em dois relacionamentos. Nos primeiros meses depois do término, fiquei mortificada e sentia que havia perdido o jogo do amor. Depois de muito exame de consciência, meditação, leituras sobre relacionamentos e seminários sobre a cura do coração, percebi que todas as relações existem para nos ensinar algo sobre nós mesmos. Todas as relações são importantes e nem todas foram feitas para durar.

Deixe-me repetir: todas as relações existem para nos ensinar algo sobre nós mesmos.

A busca desesperada pela "pessoa ideal" se tornou muito mais fácil quando fiz um novo acordo com a realidade. Eu não precisava mais me pressionar para encontrar o homem perfeito com quem eu teria o relacionamento perfeito, que duraria pela quantidade perfeita de tempo.

Saúde amorosa

E quando parei de me pressionar, encontrei o homem perfeito para mim. Ele simplesmente surgiu na minha vida e nos apaixonamos um pelo outro à primeira vista. Se sei quanto tempo vai durar? Não faço a mínima ideia, mas sei que a cada dia gosto mais dele e da nossa relação. Lembramos um ao outro quanto nos amamos várias vezes ao dia. Não nos apegamos a coisas sem importância.

Contei a minha história para fazer você ter uma coisa em mente: o momento em que você está é o momento em que deve estar.

Não se culpe pelos erros do passado. Se está numa relação que é menos do que você gostaria que fosse, vou lhe mostrar como melhorá-la. Se está procurando um relacionamento, você vai ficar pronto para recebê-lo. E, se está tirando um tempo para si mesmo agora, leia mesmo assim. Vai ajudar nos seus relacionamentos com parentes e amigos.

Minha mãe me deu um ótimo conselho quando eu era bem jovem: "Michelle, faça questão de ser uma pessoa plena antes de entrar numa relação com outra pessoa". Não sei dizer se o segui bem, mas é um ótimo conselho. Todo o nosso trabalho sobre o estilo de vida aiurvédico está sendo feito para possibilitar nosso retorno à plenitude. Estamos retornando à plenitude de mente, corpo, alma e espírito, o que, por sua vez, vai nos levar à unidade.

Muitas vezes, uma pessoa entra numa relação para preencher um vazio. Ela acaba se tornando um parasita, sugando a energia do outro e, com o tempo, sufoca a relação. O verdadeiro amor surge mais da vontade e do desejo do que da necessidade. Obviamente, todos temos necessidades e algumas delas só são saciadas em um relacionamento romântico. Mas, se você procurar uma pessoa para saciar a maioria ou todas as suas necessidades, vai ter problemas. O melhor é entrar numa relação a partir de um lugar de força, quando a sua força está no nível ideal para você. Buscar um relacionamento quando se acabou de sair de um não possibilita que isso aconteça. Outros exemplos de momentos inoportunos: quando se está mudando de emprego ou saindo de um, passando por dificuldades financeiras, enfrentando um tratamento ou lidando com uma batalha judicial ou de custódia. Se você está numa relação e procura melhorá-la, escolha um momento de calma, em que nada de grande esteja acontecendo. Se você acabou de ter um filho, de se mudar ou de se recuperar de uma doença ou de uma morte na família, esta não é a hora ideal para trabalhar uma relação.

Doze características de relacionamentos saudáveis

Uma coisa é certa: todo relacionamento tem altos e baixos. Em relações saudáveis, porém, também existem constantes. Reuni uma lista de doze características de relacionamentos saudáveis que aprendi com a leitura de muitos livros sobre o assunto, o aconselhamento feito aos meus pacientes em consultas aiurvédicas, o estudo de relações bem-sucedidas e a minha própria experiência.

Pessoas em relacionamentos saudáveis fazem o seguinte:

1. Amam-se incondicionalmente

O dr. Leo Buscaglia, especialista em amor e relacionamentos, escreveu em seu livro intitulado *Amor* que uma relação verdadeira cheia de amor tem o seguinte ingrediente: amor incondicional. Segundo o autor, é preciso amar seu parceiro de braços abertos. Isso significa que ele pode ir e vir como bem entender sem se sentir sufocado, possuído ou obrigado a ficar com você. Lembra aquela máxima que diz que é preciso deixar quem você ama livre e que, se o amor de vocês for verdadeiro, ele vai voltar para você?

Amor incondicional significa que você ama seu parceiro quando ele está gordo, magro, feio, bonito, grosso ou gentil. Pense no amor que normalmente sentimos pelos nossos filhos. Por que esse tipo de amor não deve ser aplicado ao seu companheiro?

2. Aceitam-se como realmente são

A aceitação anda de mãos dadas com o amor incondicional e é uma necessidade humana universal. Todos precisamos ser aceitos. Isso não significa que não haja espaço para aprimoramento. Significa que, hoje, quando você pensa na pessoa amada, você a aceita no exato ponto da vida em que ela se encontra. A jornada de cada um é completamente diferente e você pode estar em um caminho enquanto seu parceiro está em outro. Se existe um hábito ou comportamento que você precisa mudar ou que gostaria que seu parceiro mudasse, essa mudança, depois de aceita, vem de um lugar de amor, segurança, proteção e aceitação.

3. Não se preocupam com coisas pequenas

Sinceramente, essa devia ser a característica número um. Muitos relacionamentos terminam por causa de picuinhas, que desgastam o amor até não sobrar nada. Infelizmente, muitos casais jovens só aprendem isso quando já é tarde demais. A capacidade de parar de se importar com questões pequenas vem com a maturidade e a experiência. Se você é jovem, deixe-me poupar seu tempo: preste atenção em sua atitude nos relacionamentos em vez de prestar atenção nas coisas que, no fundo, não têm importância. Economize sua energia para discussões sobre problemas maiores, como finanças, filhos, família, prática espiritual, valores e intimidade.

4. Tocam-se com frequência

Todos sabemos que a paixão é intensa no começo de uma relação, mas o toque que você dá e recebe no começo deve se manter para que essa relação dê bons frutos. Pessoas em relacionamentos saudáveis trocam todo tipo de toque, desde carinhos no rosto e apertos nos ombros a abraços, selinhos, beijos apaixonados e sexo frequente. No capítulo sobre saúde física, destaquei a importância do toque físico. Nossa pele representa 10 por cento do peso total de nosso corpo. Existem mais receptores sensoriais na pele do que em qualquer outra parte. A liberação de hormônios do crescimento e substâncias químicas curativas é estimulada mais pelo toque do que por qualquer outro sentido.

5. Criam lembranças juntos e as guardam com carinho

Sempre que se encontrar numa série de discussões com seu companheiro, lembre-se de maneira efusiva de todos os bons momentos que tiveram juntos. Comece uma conversa com "Lembra quando…". Depois de lembrar todas as memórias maravilhosas, façam planos para criar outras.

6. Entendem que homens e mulheres têm dificuldades diferentes, e as respeitam

Vamos ser francos: homens e mulheres não são iguais. Quanto antes você admitir isso, mais fácil será crescer em uma relação. Um livro maravilhoso que me ajudou no meu casamento é *Casamento à prova de traição*, do dr. Willard Harley. É um livro de base cristã, mas, mesmo se você não for cristão, vai ver que os conselhos fazem sentido. O dr. Harley aconselhou milhares de casais e suas descobertas foram as mesmas em todos os casos. A premissa do livro é que homens e mulheres têm necessidades muito diferentes. A partir do momento em que reconhecemos, aprendemos e respeitamos essas necessidades, estamos prontos para uma relação fantástica e gratificante. Um exemplo de uma necessidade masculina é que sua mulher ou namorada seja fisicamente atraente. Um exemplo de uma necessidade da mulher é que seu marido ou namorado seja carinhoso. Embora, na superfície, essas necessidades pareçam banais, elas são verdadeiras e podem servir como guia ou mapa para uma relação excelente.

Outros autores que escrevem sobre relacionamentos compartilham desse conceito. Na obra *Marte e Vênus juntos para sempre*, John Gray afirma que, cada vez mais, as mulheres estão assumindo um papel masculino porque estão trabalhando e competindo com os homens, e contribuindo para as finanças da família. No entanto, elas ainda têm necessidades femininas. Enquanto as verdadeiras necessidades de homens e mulheres continuam existindo, a confusão sobre papéis de gênero cria mais atrito nas relações. Por isso, é imperativo que os casais discutam necessidades pessoais em suas relações e as aceitem sem julgamento. Admitir que tem necessidades não é uma fraqueza; é uma força. E amar é saciar as necessidades de seu companheiro.

7. Entendem que rir é o melhor remédio na alegria e na tristeza

Manter um bom senso de humor pode estar relacionado com não se levar muito a sério. No fim, a maioria dos problemas não são problemas reais. Quando saímos para ver o quadro maior ou saímos da lama em que estamos, as coisas parecem mais leves e às vezes até engraçadas. Dizer algo espirituoso pode quebrar um padrão de comportamento ou acabar com o mau humor de alguém. Risadas e leveza de coração são aspectos do amor.

8. Vivem de acordo com o seguinte princípio: Sem vergonha, sem censura e sem culpa

Isso remete ao que já destaquei várias e várias vezes: *Assuma responsabilidade por suas ações e reações.* Certa vez, ouvi que, quando se aponta um dedo para alguém, quatro dedos estão apontando de volta para você.

A vergonha, a censura e a culpa matam os relacionamentos. Muitos carregam um saco de rancores para todo lado. E, quando acontece algo de que não gostam, pegam seu saco e começam a descarregar tudo na pessoa amada.

9. Abrem espaço para que o outro cresça

Você já ouviu alguém casado reclamar "Mas ela (ou ele) não é a pessoa com quem me casei"? É claro que essa pessoa não é mais a mesma. Como humanos, não somos estáticos. Estamos sempre crescendo, mudando e nos desenvolvendo. É possível que a pessoa com quem você se casou só foi revelar sua verdadeira personalidade depois do casamento. Também é possível que ela tenha escolhido um caminho que levou a comportamentos autodestrutivos. Talvez ela esteja crescendo, mas nem sempre de acordo com as suas expectativas. O crescimento é necessário no nível pessoal e na relação. Quando duas pessoas se encontram como indivíduos, elas se conhecem em suas trajetórias individuais. Embora nos unamos para fazer a jornada juntos, ainda temos que cumprir nosso propósito individual na vida. Muitas vezes, tentamos obrigar nosso companheiro a entrar em nossa trajetória ou vice-versa. Quando você deixa espaço para a pessoa amada explorar sua própria trajetória e oferece apoio ao longo do caminho, está expressando uma das maiores dádivas do amor.

10. Cultivam uma expressão autêntica um com o outro

Pessoas em relacionamentos saudáveis sentem que podem se expressar livremente, sem medo de acabar com a relação ou de se magoar. Essa valiosa rede de segurança deve ser levada a sério. Em outras palavras: seu parceiro se sente confortável para se abrir com você e expressar sentimentos, esperanças, sonhos e medos. Veja essa expressão autêntica como um presente delicado. Muitas vezes, pessoas que se sentem magoadas usam essa informação para ferir o outro. Outras vezes, alguém pode usá-la como um golpe, ou como algo a ser ridicularizado. A vulnerabilidade é necessária em relações autênticas e saudáveis. Mas, com a vulnerabilidade, vem a grande responsabilidade de não ferir o companheiro ao tentar atender suas próprias necessidades.

Se você tem problemas para se expressar de maneira autêntica ou se seu parceiro tem dificuldades para se abrir, você pode tentar usar algumas ferramentas, como as apresentadas a seguir, para criar um espaço seguro para a expressão livre.

Planeje um momento em que uma pessoa dá e a outra recebe

Esse pode ser um tempo para você expor algo que quer contar ao seu parceiro faz tempo, mas que tem medo. Pode ser um momento em que uma pessoa faz uma massagem e a outra recebe sem a obrigação de retribuir. Ou pode ser um encontro ou outro passeio planejado por um membro do casal.

No caso da expressão verbal, tome cuidado para que a pessoa possa falar sem ser interrompida enquanto você recebe a informação sem dar conselhos, fazer caretas, comentar ou julgar quem fala. Se é um toque íntimo, quem recebe demonstra gratidão ao parceiro que está dando, mas não se sente obrigado a retribuir o favor. Se uma pessoa planejou algo, quem recebe agradece e aceita o presente oferecido, também com gratidão e sem julgamento.

Na expressão verbal, repita o que você ouviu

Normalmente, quando recebemos informações, estamos tão ocupados reagindo, planejando uma resposta ou pressupondo o que foi dito que não ouvimos o que a pessoa realmente está nos falando. Ao dizer à pessoa o que ouviu, você esclarece mal-entendidos e ideias erradas.

Muitos têm dificuldade de se abrir porque têm medo de não serem compreendidos. Quando seu parceiro terminar de falar, você pode começar sua resposta com: "Então o que você está me dizendo é que...", ou "O que ouvi você dizer é...".

Crie a regra de que não são permitidas interrupções enquanto o outro está falando

Entendo que essa parece óbvia, mas você ficaria surpreso com a quantidade de vezes que interrompe seu parceiro quando ele está falando. Uma boa técnica que você pode usar para lembrar-se de não interromper é usar um objeto, que vai determinar que quem o estiver segurando pode falar, enquanto a outra pessoa tem que ouvir.

Lembre-se de uma última coisa sobre a expressão autêntica: expressar-se de maneira sincera e aberta ao seu parceiro não significa que você tem a liberdade de magoá-lo. Retome a lição ensinada pelo dr. Simon, que discuti na seção "Cultive o ato de observar a consciência" (p. 118). Existem três portões entre o pensamento e a fala. Para falar, você precisa atravessar todos os três. Pergunte-se: "O que estou prestes a dizer é verdadeiro?". Se sim, passe para o segundo portão. Em seguida, pergunte: "O que estou prestes a dizer é necessário?". Se sim, passe para o terceiro portão e se pergunte: "O que estou prestes a dizer é gentil?". Depois que tiver atravessado todos os três, você pode falar.

11. *Dão valor um ao outro*

Aprecie tudo que compartilha com seu parceiro. Alimente uma sensação de admiração e evite se acomodar. Diga "obrigado" com frequência. Pratique a gratidão por todas as pequenas coisas na sua relação, e ela vai crescer.

12. Dê sem a necessidade de receber

Controlar quem faz o quê acaba com os relacionamentos. Haverá momentos em que você dá mais do que recebe e vice-versa. E, quando você der, dê por amor, não por obrigação. Se você dá por pura obrigação, a doação fica corrompida. Às vezes, existem coisas que você faz pela pessoa amada que, na verdade, ela poderia fazer sozinha. Quando se sentir ressentido com isso, converse e pergunte ao seu parceiro se ele pode se virar nessa questão específica. É possível que ele nem tenha notado que criou um fardo para você e, se você pedir com carinho, talvez ele assuma a tarefa com o maior prazer. Por outro lado, se tem algo que você precisa e que não está recebendo, peça. A maioria das pessoas não sabe ler mentes. No exercício a seguir, você pode explorar maneiras de comunicar suas necessidades de uma forma efetiva e carinhosa.

O melhor jeito de expandir uma relação é dar juntos: encontre tempo para fazer trabalhos voluntários e ajudar os outros como um casal. Quase sempre ficamos tão compenetrados em nossas próprias necessidades e desejos que esquecemos que os outros ao nosso redor podem ter necessidades ainda maiores ou mais imediatas. O laço criado em sua relação ao doar para os outros vai fazer você agradecer e valorizar ainda mais o que já tem. Você vai perceber que essa vida não gira em torno de você, e que estamos aqui para servir.

Exercício: Faça um inventário de sua relação usando as doze características

Se está em uma relação atualmente, volte e olhe as doze características de relacionamentos saudáveis para ver onde está. Como vai sua relação? Em que áreas você vê espaço para aprimoramento? Use as seguintes questões para avaliar sua relação segundo cada item nessa lista e dê uma nota a si mesmo.

Se seu parceiro ou parceira estiver aberto a fazer o exercício com você, peça que ele faça o mesmo.

1. Existe amor incondicional na relação? Você procura amar incondicionalmente? O que você poderia fazer para expandir seu amor incondicional pelo seu parceiro?
2. Você acha que existe aceitação mútua em sua relação? Acha que aceita seu parceiro como uma pessoa em todos os aspectos? Se não, como você pode ser mais acolhedor? Para aceitar seu parceiro, que passos você precisa dar?
3. Você se importa com questões pequenas? Você e seu parceiro brigam sobre coisas como tarefas domésticas, dinheiro, meias sujas ou quem põe o lixo para fora? Você importuna seu parceiro por características ou hábitos que poderiam ser deixados para lá porque não são tão importantes? Se sim, como pode mudar isso?
4. Existe toque afetuoso diário na sua relação? Vocês se abraçam, se beijam, e transam e/ou se acariciam diariamente? Existe paixão no toque? Você ama tocar em seu parceiro? Ele ou ela vê você dessa maneira? Se existe falta de toque, o que você está disposto a fazer para aumentá-lo na relação?
5. Vocês vivem criando boas histórias juntos, como um casal? Falam com carinho de suas lembranças e fazem planos de criar novas memórias? Vocês se focam no lado positivo ou negativo de sua relação? Se seu foco é mais no negativo, como pode destacar o lado positivo? A energia flui para onde sua atenção vai, então faça um compromisso de dar ênfase às lembranças positivas de seu relacionamento.
6. Vocês conhecem as necessidades um do outro? Você conseguiria listar as cinco principais necessidades de seu parceiro que pode suprir? Se você não faz ideia ou não consegue encontrar cinco, planeje uma conversa e pergunte quais são as cinco necessidades principais dele.

Saúde amorosa

7. Você e seu parceiro riem juntos diariamente? Você procura aliviar o clima sorrindo, fazendo uma piada ou contando uma história engraçada quando a situação fica muito tensa? Você ri de si mesmo na frente do seu parceiro regularmente? Se não, como pode aliviar o clima?
8. Como casal, vocês têm como prática colocar a culpa um no outro quando algo dá errado? Você joga na cara defeitos ou erros passados do seu parceiro? Vive apontando quando ele faz algo que você não concorda? Se sim, procure surpreender seu parceiro comentando que ele está fazendo algo certo. Perceba que não é preciso inserir culpa em todas as situações, resolva o problema e siga em frente. Aprenda a pedir desculpas quando faz ou diz algo errado que magoa o outro. Crie um plano para deixar a culpa, a vergonha e a censura de lado.
9. Como casal, vocês dão espaço e estimulam um ao outro a crescer e ter um tempo de crescimento pessoal? Como pessoa, você separa um tempo para si mesmo todos os dias e se compromete a aprender algo novo regularmente? Permite que seu parceiro faça o mesmo? Escreva algumas formas como você pode apoiar seu parceiro no crescimento pessoal dele.
10. Como casal, vocês se expressam de maneira autêntica um para o outro ou alimentam barreiras que impedem vocês de serem abertos, honestos, francos e sinceros? Você, como parte da relação, se expressa com sinceridade ou disfarça as coisas? Você mantém parte de si mesmo guardada por medo? Teme ser sincero? O que pode fazer para se abrir com seu parceiro de maneira autêntica?
11. Como casal, vocês valorizam um ao outro e tudo que fazem um pelo outro? Você dá valor à presença do seu parceiro em sua vida? Fala isso para ele regularmente? Sente gratidão em seu peito e agradece ao Criador pela dádiva de tê-lo

em sua vida? O que você poderia dizer ao seu parceiro para mostrar que dá importância a ele?
12. Como casal, vocês fazem coisas um pelo outro sem controlar quem dá o quê? Você dá mais coisas ao seu parceiro ou é você que vive pedindo algo? Está aberto a receber? O que especificamente você pode fazer para dar amor sem esperar algo em troca?

Comunicação amorosa

Um relacionamento saudável não se resolve sozinho. Exige trabalho e ótimas habilidades de comunicação. Comunicar-se é mais do que se expressar e ouvir com interesse. É se expressar de maneira efetiva e dizer do que você realmente precisa.

Muitas das vezes em que nos comunicamos, estamos buscando saciar uma de nossas necessidades. O que devemos ter em mente é que o outro também está tentando atender à necessidade dele. Dá para entender por que tanta gente tem dificuldades para se comunicar de maneira efetiva?

A comunicação amorosa gira em torno de estar consciente do outro e das necessidades dele ao mesmo tempo em que comunica as suas de maneira clara. Existem certas regras que você pode seguir para facilitar a comunicação e fazer com que ela tenha bons resultados para você e seu parceiro.

Encontre tempo para se comunicar quando houver poucas ou nenhuma distração

Muitas vezes, bombardeamos a pessoa amada com uma conversa quando o momento não é propício. A TV pode estar ligada, as crianças podem estar correndo de um lado para o outro ou nosso parceiro pode estar ocupado com outra tarefa. A experiência vai lhe mostrar que somar distrações com comunicação nunca dá bons resultados. Espere até a distração não ser mais um problema ou, se não puder esperar, olhe a pessoa nos olhos e pergunte: "A gente pode ir para outro cômodo por cinco minutos e ter uma conversa rápida?". Se for um assunto que não pode ser resolvido rapidamente, pergunte: "Quando você vai ter tempo para conversar?". Você também pode oferecer opções: "Pode ser hoje depois do trabalho ou amanhã no café da manhã?".

Respeite o estilo de comunicação do seu parceiro

O amor da minha vida prefere caminhar durante a conversa, enquanto eu prefiro ficar sentada calmamente, olhando para ele enquanto falo. Isso pode criar um certo atrito quando a tensão está alta. O que estamos aprendendo é fazer um pouco dos dois. Cada pessoa é diferente em dar e receber informações. Pergunte ao seu parceiro se ele prefere conversar num ambiente silencioso ou barulhento, se prefere dividir o assunto em partes ou se prefere ter uma longa conversa e acabar logo com o assunto. Além disso, é importante conhecer seu próprio estilo. Como sou escritora por natureza, escrevo cartas para organizar meus pensamentos. No entanto, o que aprendi no passado é que os homens da minha vida nem sempre gostavam de receber cartas, porque elas são praticamente unilaterais. Agora, anoto meus pensamentos e fico com a carta durante a conversa e a leio para o meu companheiro ou destaco pontos importantes dela.

Evite comunicar assuntos importantes por meios eletrônicos

Isso é algo novo. Vivemos grudados em nossos aparelhos hoje em dia e é muito fácil comunicar um pensamento rapidamente por meios eletrônicos como mensagens de texto, mensagens de voz, e-mail ou qualquer outro meio virtual. Infelizmente, em nossa pressa, muitas vezes esquecemos de filtrar o que dizemos. Quando suas emoções estão à flor da pele, evite mandar uma mensagem emocional ao seu companheiro.

Entenda que homens e mulheres se comunicam e processam informações de maneiras diferentes

Quando eu dava aula no ensino fundamental e médio, orientaram-me para fazer uma pergunta e esperar trinta segundos antes de chamar um aluno para responder. O motivo era que meninos processam perguntas de maneira diferente das meninas e precisam de um tempo de processamento mais longo. Como mulher, eu penso muito rápido. Faço perguntas e quero respostas rápidas. Muitas mulheres que conheço agem assim. Os homens normalmente necessitam de um tempo de reflexão maior e podem precisar que as perguntas sejam feitas de uma outra forma. Outra diferença entre homens e mulheres é que eles são práticos. Se você apresentar uma situação para eles, eles vão tentar encontrar uma solução. Na comunicação amorosa com um homem, diga antes de começar: "Preciso desabafar agora. Você não tem que resolver isso. Só preciso que me ouça. Pode fazer isso por mim?". Essa frase permite que o homem relaxe e escute sem o peso de encontrar uma solução. No caso de precisar de uma resposta ou conselho, você pode dizer: "Eu dei um monte de informações para você; precisa de um tempo para pensar direito nisso?". Se ele disser que sim, dê esse tempo a ele.

Os homens têm de entender que as mulheres processam informações enquanto falam e muitas vezes trabalham para resolver problemas enquanto falam. Então, se sua linda mulher fala muito e você não está entendendo, relaxe e concorde com a cabeça de vez em quando, ou faça um carinho nas costas ou no joelho dela. São grandes as chances de ela parar de falar quando se sentir melhor ou sentir que vai encontrar uma solução por conta própria.

Saúde amorosa

Existe um processo de quatro passos na comunicação amorosa apresentado pelo dr. Marshall Rosenberg em sua obra *Comunicação não violenta: Técnicas para aprimorar relacionamentos pessoais e profissionais*.[2] Esse processo tem um conceito relativamente simples, mas que é um pouco mais complexo de colocar em prática. O primeiro passo é observar o que aconteceu e comunicar essa observação. A observação se dá como um repórter descrevendo uma cena: sem emoções, julgamentos ou influências. O segundo passo é identificar suas emoções – você está se sentindo bravo, feliz, triste, frustrado, orgulhoso ou estressado? Em seguida, comunique o sentimento ao seu companheiro. O terceiro passo é identificar a necessidade que não está sendo atendida: você precisa de paz, amor, afeto ou reconhecimento? O último passo é pedir o que quer do outro. Ao pedir o que precisamos, temos mais chances de receber. Recomendo fortemente esse trabalho porque ele promove a comunicação eficaz.

Enquanto aprimoramos nosso estilo de comunicação e aprendemos novos métodos que nos ajudam a respeitar o outro, pode parecer que estamos em um jogo, sendo manipuladores ou encenando nossas conversas. Na realidade, a maioria das pessoas não aprendeu a comunicar suas necessidades porque não teve bons exemplos. Muitos foram ensinados a não pedir o que precisam porque isso seria egoísta. Assim, aprenderam a repreender quem comunica suas necessidades. Por isso, sim, no começo pode parecer constrangedor ou uma encenação. Mas, com a prática, fica menos desconfortável e mais gratificante. Os joguinhos são deixados de lado porque você não está mais fazendo o outro adivinhar o que você precisa. Como meu guru, o dr. Simon, dizia: "Os bebês choram e todo mundo sai correndo para tentar entender do que eles precisam. Você agora tem a capacidade de se comunicar. Então, se você chorar, se debater e fazer os outros adivinharem o que você quer, não vai dar certo porque você não é mais tão fofinho".

Atente-se aos doshas nos relacionamentos

Agora que tratamos do fato de que homens e mulheres são diferentes e discutimos como ter um relacionamento saudável, vamos dar uma olhada em como os doshas podem afetar nossas relações. Ao entender que os tipos Vata, Pitta e Kapha agem e reagem de maneiras diferentes, você pode encontrar certas propensões em seu comportamento e aprender a lidar com elas.

Tipos Vatta

Os tipos Vata estão sempre em movimento. Eles ficam se remexendo quando estão sentados. Andam de um lado para o outro enquanto falam. Estão sempre fazendo várias coisas ao mesmo tempo e têm dificuldade para terminar tarefas. Seu namorado Vata é propenso a preocupação, nervosismo e variações de humor. Ele pode parecer quente e frio quando se trata de afeto. Às vezes, o tipo Vata gosta de sentar e fazer carinho e, no momento seguinte, quer levantar e limpar a cozinha. Lembre-se de que as palavras-chave de um Vata são *mudança* e *movimento*. Às vezes, isso pode enlouquecer um namorado Pitta ou Kapha porque pode parecer sem sentido. Os Vatas respondem melhor ao toque e ao som. Diga a seu parceiro Vata que o ama. Toque-o de manhã e ao voltar do trabalho. Se está numa relação com um Vata, nunca exploda com ele e o deixe pensando nisso pelo resto do dia. Tranquilize-o de que vai ficar tudo bem e só depois saia. A natureza nervosa do Vata vai deixá-lo maquinando e você vai encontrar uma pessoa louca ao final do dia se não lhe garantir que ele não precisa se preocupar. Você pode ajudar seu companheiro Vata desequilibrado cozinhando para ele uma refeição quente e nutritiva, preparando-lhe um banho, compartilhando com ele uma rotina ou oferecendo-lhe uma massagem no ombro antes de dormir. No entanto, você vai sempre sorrir por causa do entusiasmo e da paixão dele por adrenalina.

Tipos Pitta

Os amantes Pitta são intensos. Conversam intensamente e amam intensamente. Os Pittas são muito atraentes por seu olhar penetrante e seus lindos olhos brilhantes. São pessoas voltadas para a rotina e para seus objetivos. Os Pittas são viciados em trabalho, o que pode fazer um tipo Vata ou Kapha se sentir carente. Eles reagem melhor à visão: gostam que seus companheiros estejam bonitos e tenham a aparência impecável. Isso não necessariamente os torna fúteis – eles são visuais por natureza. Vestir-se bem, usar joias bonitas ou procurar se manter em forma para seu namorado Pitta vai deixá-lo feliz. Uma palavra de precaução para aqueles apaixonados por um tipo Pitta: eles podem ter o pavio curto. Você pode notar que seu parceiro Pitta tende à julgamentos, críticas ou raiva. Você também pode perceber que ele se acalma depois de liberar tudo. Se discutir com um Pitta, você só vai colocar lenha na fogueira. Aprenda a ficar em silêncio ou lembrá-lo gentilmente em outro momento de que as palavras dele magoaram, e é provável que ele peça desculpas e que o fogo ardente dentro dele vá fazer você se apaixonar por ele novamente. Na cama, os tipos Pitta fazem amor apaixonadamente e muitos têm uma alta libido. Para ajudar a reequilibrar seu companheiro Pitta, prepare uma refeição com alimentos refrescantes, como pepino, melão, hortelã, manga, erva-doce ou melancia. Leve-o para caminhar perto de um rio ou lago. Diminua as luzes e escute alguma música relaxante. Ofereça-se para fazer uma atividade divertida que o tire da rotina. Faça-o rir.

Tipos Kapha

Namorados Kapha são fiéis, confiáveis, estáveis e acolhedores, e têm muita resistência. Eles adoram rotina, tradições e são ótimos em criar um lindo ambiente domiciliar. Tipos Kapha costumam ser caseiros e preferem ficar sentados quentinhos com um bom livro do que sair por aí. Amantes Kapha têm um fôlego fantástico na cama e podem fazer amor sem parar. Eles respondem melhor ao olfato e ao paladar. Se quiser agradar um namorado Kapha, compre um bom perfume ou leve-o para um restaurante cinco estrelas. Embora ele não se aborreça com frequência, você precisa ter em mente que ele absorve tudo sem reclamar, mas que uma hora vai se afastar de você quando for demais. Incentive seu companheiro Kapha a sempre expressar seus sentimentos para você. Se notá-lo acomodado ou preguiçoso demais, sugira uma caminhada com ele. Leve-o para dançar ou à academia com você. Para ajudar um Kapha a ficar equilibrado, mantenha doces fora de casa quando ele reclamar de ganho de peso. Coma saladas e cozinhe pratos saudáveis com ele. Você pode notar que ele gosta de guardar coisas e às vezes a bagunça se acumula; diga que você o ama e que sua relação é mais importante do que qualquer objeto da casa. Um Kapha desequilibrado precisa de garantias de que você não vai embora. Dê isso a ele e sua natureza tranquila vai ressurgir.

Crie as relações que deseja

Parte da cura consiste em alimentar relacionamentos enriquecedores para você e dizer adeus aos que não são mais enriquecedores. Obviamente, existem certas relações que não escolhemos conscientemente, como as relações com nossos filhos e outros parentes imediatos, mas outras podemos escolher.

Seja qual for a sua situação, você pode escolher minimizar o contato com as pessoas que trazem energia negativa para a sua vida. Lembre-se de que você tem um poder de escolha para permitir que os outros magoem você ou não. A dor física é inaceitável, mas a dor psicológica ou emocional pode ser corrigida, dependendo da situação, através da comunicação amorosa ou da percepção. Ao se comunicar de maneira amorosa, você permite que os outros saibam o que você está sentindo sem os atacar verbalmente ou colocá-los na defensiva. Se uma relação com alguém que irradia negatividade não pode ser evitada, você pode escolher ver essa pessoa de maneira diferente. Isso vai deixá-la mais fácil de engolir, por assim dizer.

O que faço quando alguém é insensível, crítico ou rude é criar uma história na minha cabeça explicando o porquê disso. Por exemplo, posso imaginar que o cônjuge da pessoa acabou de abandoná-la, ou talvez sua mãe foi diagnosticada com câncer ou ela própria esteja enfrentando alguma doença. Ao encarar o comportamento que não aprovamos de um ponto de vista diferente, suavizamos o ataque. Na realidade, nunca sabemos o que os outros estão enfrentando em suas vidas. Muitas vezes, quando nos deixamos magoar numa relação, pensamos que o problema somos nós. Pensamos "Ah, ela fez isso comigo" ou "Ele quer me machucar". Na verdade, quase sempre o problema é a outra pessoa. Você já magoou alguém sem querer e, quando lhe falaram isso, você não fazia ideia de que tinha feito isso? Você achava que estava apenas cuidando das suas coisas. Em vez disso, pode ter dito algo errado ou de uma forma diferente do seu tom usual, e a outra pessoa levou para o lado pessoal. Por isso, quando mudamos nossa percepção e reconhecemos que o problema não gira em torno de nós, tiramos o peso das nossas costas e ajudamos a transformar uma relação tensa em uma mais enriquecedora.

Outra maneira de mudar a percepção é fazer perguntas. Você já supôs que alguém estava fazendo algo e depois viu que estava completamente errado? Em vez de dizer "Ah, eu sei que você saiu para beber com seus amigos ontem!", pergunte "E aí, o que você acabou fazendo ontem à noite?", evitando um tom acusador. Se uma amiga esquecer de ligar e você achar que ela não gosta mais de você, diga: "Ei, parece que você anda ocupada ultimamente. Esqueceu de ligar?". Outras perguntas que você pode fazer para esclarecer a intenção do interlocutor podem incluir: "O que você quis dizer com isso?", "Ouvi você dizer que...?", "Em outras palavras, você estava falando que...?". Permita que a pessoa esclareça sua intenção e acredite nela. Você pode não acreditar nisso agora, mas, ao simplesmente passar de suposições para perguntas, você pode enriquecer relacionamentos e criar outros melhores.

Se está buscando um companheiro, pode criar a relação que deseja e atrair o parceiro ideal para a sua vida. O processo é, na verdade, mais fácil do que costumamos imaginar. Tenho certeza de que você já passou pela experiência de procurar um emprego ou uma casa. Antes de começar, você normalmente tem ideia do trabalho que quer ou do espaço onde deseja habitar. Por isso, cria uma lista, mental ou física, das coisas que quer. Em seguida, reúne dados e determina para quais empresas enviar currículos ou quais casas visitar. A menos que você esteja numa situação de desespero, você normalmente examina as opções e faz uma escolha consciente com base em diversos critérios. Alguns agem por impulso (os tipos Vata são conhecidos por isso), mas a maioria sabe que uma escolha de trabalho ou casa é uma grande decisão. Encontrar um parceiro não é diferente. Costumamos achar que é diferente, mas, ao escolher racionalmente, você pode atrair a pessoa certa para você e criar uma relação saudável.

Passos para atrair o parceiro ideal

Milhares de livros foram escritos sobre esse tema e sobre como manter uma relação íntima, mas este definitivamente não é um deles. Todavia, com base nas minhas leituras e experiências, aliadas a uma filosofia baseada na consciência, posso oferecer a você alguns passos para começar o processo.

1. **ESCREVA TUDO QUE VOCÊ DESEJA NUM PARCEIRO.** Esta parte é parecida com aquela de compilar sua lista de intenções e desejos. Escreva as frases no presente e em termos positivos: "O homem ou mulher dos meus sonhos é…". Não se contenha. Separe um tempo ilimitado para escrever o máximo que puder, descrevendo seu parceiro em potencial.

Saúde amorosa

2. **ESCREVA TUDO QUE DEFINITIVAMENTE NÃO QUER NUM COMPANHEIRO.** Por exemplo: "Ele não pode fumar", "Ela não pode ser preguiçosa".
3. **VISUALIZE SEU FUTURO PARCEIRO.** Mesmo se não for do tipo criativo, sem dúvida você já leu livros e viu filmes. Imagine você com seu companheiro. Como ele é fisicamente, qual é seu perfume, como é seu toque? O que ele veste? Qual é o trabalho dele? O que vocês fazem nos finais de semana? À noite? Nos feriados? Como conversam um com o outro? Visualize absolutamente tudo e escreva. Eu fiz isso antes de conhecer meu amor e, depois de conhecê-lo e sair com ele por alguns meses, voltei e reli minha lista. Percebi que era incrivelmente próxima a quem meu amor se revelou ser e como somos em nossa relação.
4. **TORNE-SE O TIPO DE PESSOA QUE DESEJA ATRAIR PARA SUA VIDA.** Suponhamos que você coloque honestidade no topo da sua lista de qualidades obrigatórias. Se seu futuro parceiro deve ser honesto, então você precisa exigir o mesmo de você. Parafraseando uma citação que li certa vez: "Você não atrai o que você quer, você atrai o que você é".
5. **COMECE A PROCURAR SEU PARCEIRO.** *Sites* e aplicativos de relacionamentos são muito comuns hoje em dia, mas saia para o mundo também. Quando estava procurando meu amor, comecei a sair e a dançar salsa. Também fui a encontros de solteiros. Por mais difícil que fosse para mim, com três filhos e uma empresa, fiz questão de dar minha cara a tapa. Isso lançou a mensagem para o universo: "Ei, estou livre aqui". Volte à analogia da busca por um trabalho ou uma casa. Quando procura um trabalho, aposto que você procura muito em diferentes meios, e não apenas em um. Você pode ligar para antigos chefes, perguntar para amigos, vizinhos e antigos colegas, colocar seu currículo on-line, e assim por diante. Se você se prender a uma única via numa busca por

emprego, talvez demore mais tempo. Procurar um parceiro não é diferente.

6. **Não abra mão de sua lista de desejos para aceitar menos.** Claro, ninguém é perfeito, mas só porque alguém está interessado em você, não quer dizer que você deva ceder por medo de não haver outra pessoa. As características do seu parceiro devem combinar com a maioria das que você listou e não devem incluir algo que você especificamente não quer.

7. **Medite diariamente e se entregue ao universo.** Mantenha-se firme na convicção de que seu parceiro ideal existe em algum lugar. Você precisa confiar e acreditar, sem sombra de dúvida, que ele ou ela está vindo para a sua vida. Sempre repito aos meus amigos solteiros que se sentem desesperados: "Você está de brincadeira, né? Com 7,5 bilhões de pessoas no mundo, você me diz que está sem esperanças? Seu amor está em algum lugar por aí. Está disponível e também está procurando por você. Basta acreditar". Entregue-se. Peça a Deus, na forma como o conceber, para lhe enviar seu parceiro ideal. Depois, observe os sinais e siga a sua intuição.

√ Checklist da saúde

Cure seus relacionamentos

☐ Explore sua relação consigo mesmo. Você é a pessoa que quer ser quando estiver num relacionamento com alguém? Você sente que está inteiro?

☐ Releia as doze características de relacionamentos saudáveis.

☐ Trabalhe no seu inventário para as doze características de relacionamentos saudáveis e descubra em que pé está sua relação.

☐ Você se comunica de maneira amorosa? Possui um bom vocabulário para expressar seus sentimentos?

Saúde amorosa

☐ Se está num relacionamento, qual é o dosha de sua pessoa amada? Como pode ajudar o dosha dela na relação?
☐ Se está à procura de um relacionamento, escreva todas as características que deseja em um parceiro. Você procura ter as mesmas qualidades da pessoa que deseja atrair? Lembre-se: os iguais se atraem.

CAPÍTULO 8

Saúde profissional

*Escolha um trabalho que você ame e não terá de trabalhar
um único dia em sua vida.*
— CONFÚCIO

Passamos mais tempo trabalhando do que fazendo qualquer outra atividade – exceto, talvez, dormindo. Segundo um estudo do governo dos Estados Unidos de 1999, os norte-americanos passam, em média, 47 horas por semana no trabalho, e 20 por cento do total passam uma média de 49 horas trabalhando.[1]

Um estudo de 2012 da University College London mostrou que o estresse profissional aumenta o risco de ataque cardíaco e acelera o processo de envelhecimento.[2] Outro estudo de 2012 mostra que o estresse relacionado a trabalho aumenta o risco de diabetes em mulheres.[3]

É imperativo curarmos esse aspecto de nós mesmos para levarmos uma vida equilibrada. Se você está num trabalho ou seguindo a vocação que ama, então ótimo. Talvez você nem precise das informações deste capítulo. Mas, se está insatisfeito com seu trabalho ou profissão, então sua saúde e talvez sua vida dependem de mudar sua situação ou suas visões sobre sua situação. Seu trabalho ou profissão pode estar ligado ao seu darma, mas não necessariamente. Se você ainda não passou pelo capítulo sobre darma, sugiro que volte e estude-o antes de continuar a leitura.

A rotina diária

Muitos de nós trabalham porque precisam. Precisamos pagar as contas, comprar roupas e comida, e dar conta de imprevistos. Os insatisfeitos com seus empregos costumam achar que estão presos pelo que chamo de algemas de ouro. Eles dizem a si mesmos: "Você tem um emprego, então deve ficar grato, com o desemprego do jeito que está e tudo mais. Pelo menos você consegue pagar as contas". Essas são as algemas de ouro. E essas são as pessoas que mais sofrem. Elas normalmente têm uma saúde física fraca, além de transtornos psicológicos como ansiedade ou depressão. Costumamos cumprir nossos trabalhos porque é nossa obrigação. Os franceses têm um ditado que descreve o típico estilo de vida parisiense: "*Metro, boulot, dodo*", que se traduz como: "Metrô, trabalho, soninho". Se você se encontra nessa situação, seja preso por razões monetárias ou simplesmente preso na rotina, pode levar um tempo para efetuar a mudança.

Faça aquilo que ama e ame aquilo que faz

Quando o assunto é sua profissão, você tem duas opções: amar ou aprender a amar sua situação profissional atual ou encontrar uma nova profissão que você ame.

Amar o que você faz pode incluir uma mudança de perspectiva. Você pode ser uma pessoa que recolhe lixo e encontrar motivos para amar sua profissão. Vamos supor que esse seja o caso; seu argumento pode ser o seguinte: "As primeiras horas da manhã são ótimas. Posso ver o sol nascendo. Tenho as tardes livres para ficar com meus filhos. Posso limpar as ruas e deixá-las bonitas". Não importa qual seja o seu trabalho; se acredita que está fazendo a diferença, então você está. Durante alguns anos, eu ia a um mercado perto de casa e era quase sempre atendida por uma moça do caixa que era uma joia rara. Toda vez que eu a via, ela estava com um sorriso no rosto de orelha a orelha. Ela me olhava nos olhos enquanto falava e seus olhos brilhavam. Era muito surpreendente para mim porque, enfim, ela era a caixa do supermercado. O que ela tinha para ser tão feliz? Ficava claro para mim e para todos que passavam por ela que ela adorava sua profissão. E isso me fazia procurar a fila do caixa dela sempre que eu ia àquele mercado. Ela deixava meu dia melhor só por ser sorridente.

Se você está infeliz com seu local de trabalho ou sua vocação, consegue encontrar maneiras de amá-lo? Dê uma boa olhada em sua situação atual e veja se, mudando de perspectiva, consegue passar a amar seu trabalho.

Vamos supor que a resposta seja não: você não consegue encontrar um jeito de amar o que faz. Nesse caso, está na hora de mudar.

Descobrindo o propósito maior de ter uma carreira

O mundo inteiro é um palco e todos os homens
e mulheres não passam de meros atores.
— WILLIAM SHAKESPEARE

Normalmente, as pessoas ficam insatisfeitas com seu trabalho quando sentem que não estão fazendo a diferença, seja em seu local de trabalho, seja na vida das pessoas afetadas por ele. Já definimos que você passa grande parte da vida na sua carreira; então como fazer com que ela seja gratificante?

Saúde profissional

Você tem o direito de criar sua própria vida e sua carreira. As possibilidades são infinitas se você sabe o que quer. Como a citação de Shakespeare nos diz, eu e você estamos representando papéis; na sua carreira, você tem o direito de determinar que papel buscar. Escreva seu próprio roteiro. Todas as limitações estão apenas na sua cabeça, nas fitas mentais que você repete a si mesmo.

Antes de abrir o Ayurvedic Path Yoga and Wellness Studio, eu não tinha nenhuma experiência empresarial. Não sabia nada sobre *marketing*, gerenciamento de empresas, vendas ou contabilidade, e ainda não tinha me formado em ioga, meditação ou aiurveda. Quando anunciei para o meu então marido que abriria um negócio, ele ficou cético. Ele achava que eu estava mirando tão alto que com certeza iria cair. E zombou quando eu disse que planejava gastar cerca de 20.000 dólares para obter a formação de que precisava para sequer pensar em abrir um negócio. Ele me emprestou o dinheiro, o tempo inteiro pensando que eu não passava de uma sonhadora. Sua reação era normal. Se analisar direito, vai ver que todas as forças estavam contra mim. Uma coisa a meu favor era que eu acreditava que era capaz. Tinha mudado meu estado mental da dúvida para a convicção de que conseguiria abrir esse negócio, e que precisava fazer isso. Tenho orgulho em dizer que, seis anos depois, minha empresa é bem-sucedida. A estrada nem sempre foi fácil e cometi erros no caminho. Mas posso dizer com absoluta segurança que amo meu trabalho e vou ao estúdio todos os dias com um sorriso no rosto.

No meu caso, meu trabalho é meu darma, ou propósito na vida. Mas isso significa que seu trabalho, aquele que paga a maioria das contas, deve ser seu darma? Não necessariamente. Por enquanto, sua paixão ou talento podem não ser suficientes para permitir que você viva de seu trabalho dos sonhos. E não tem problema. Você pode construir sua vida de maneira que tenha seu trabalho formal, mas também tenha seu darma, a que você se dedica durante a noite. Vou dar alguns exemplos.

Uma das minhas tias passou quase trinta anos da vida como uma gerente bem-sucedida de uma loja de ferramentas. Seu marido passou mais ou menos o mesmo tempo como engenheiro de uma empresa de automóveis. Os dois se aposentaram depois de acumular o suficiente para se sustentarem. Então, adotaram um hobby: marcenaria. Eles fazem objetos lindíssimos com madeira. Depois de criar vários móveis, vão a mostras de artesanato e vendem seus produtos. Eles não fazem e vendem essas peças porque precisam; fazem porque amam criá-las.

Outra história é a de um amigo da minha irmã. De dia, ele é curador de um museu. À noite, faz braceletes com cintos de couro usados e tachas de metal. Ele começou a fazê-los para os amigos e, quando percebeu que muita gente os queria, decidiu vendê-los para ganhar uma graninha. Como ele consegue o material em brechós e lojas de ferragens, faz cada bracelete por poucos centavos. Tem um lucro que é vinte vezes maior do que seu investimento monetário. Ele vende seus braceletes nos fins de semana em mostras de arte e ganha mais dinheiro assim do que na sua carreira.

Esses dois exemplos mostram pessoas com habilidades artísticas, mas seus talentos podem estar em outro lugar. Conheço gente que adora jardinar, cozinhar ou servir aos pobres. Se você sabe o que ama fazer, mas não consegue encontrar uma maneira de ganhar dinheiro com isso, continue com seu emprego diurno. Mas, nesse caso, é ainda mais importante que escolha um emprego gratificante, para ter energia para praticar seu talento ou paixão depois que terminar de trabalhar.

Como encontrar o darma numa carreira que não é exatamente seu darma

O darma é a maneira como usamos os talentos oferecidos por Deus para servir aos outros. Meu darma é ensinar as pessoas a levar uma vida saudável e viver suas vidas em seu potencial máximo. Se eu não tivesse minha carreira atual, poderia fazer isso? A resposta é "Sim, claro!". Na verdade, fiz isso durante a minha vida toda sem nem perceber. Depois

Saúde profissional

que você descobre seu darma praticando os exercícios no capítulo sobre darma ou se já o conhece, você pode aplicá-lo a qualquer situação da vida. Minha filha é uma excelente artista e ilustradora. Ela já criou pôsteres para clubes da escola, fez fantasias para convenções de anime, e ilustrou cartões de aniversários e festas para membros da família. Sem exatamente seguir a arte como carreira (ela decidiu seguir outro rumo profissional), ela está usando seus talentos concedidos por Deus para alegrar as pessoas em volta dela com a beleza de suas criações.

Vamos supor que sua paixão esteja em cuidar de animais. Não seria possível criar um serviço de babá de animais de estimação para seus colegas de trabalho que saem da cidade durante um fim de semana ou férias mais longas? Você pode espalhar a notícia de que está disposto a cuidar dos bichinhos na sua casa e estipular um valor para isso. No fim, você vai estar atendendo à necessidade de expressar seu darma, mas também atendendo às necessidades dos outros que querem tirar umas férias sem terem que se preocupar com o Totó. Dá para imaginar os sentimentos calorosos e acolhedores que você vai criar até no seu local de trabalho?

As possibilidades são infinitas.

Imagine que seu darma seja cozinhar. No seu trabalho diurno, você pode começar uma vaquinha entre seus colegas, pedindo que eles coloquem vinte reais cada num pote para os colegas que estiverem sofrendo de alguma doença, ou que acabaram de ter um bebê ou de enfrentar uma morte na família, e que podem não ter energia para cozinhar para eles mesmos. Você junta o dinheiro e faz algumas refeições deliciosas para esses colegas em necessidade e escreve um cartão a ser assinado por todos que doaram. Assim, você consegue expressar seu talento, ajudar pessoas em necessidade e criar uma sensação de comunidade no ambiente de trabalho.

Conheço uma mulher cujo darma é dar aulas de ioga. Ela foi ao setor de recursos humanos de sua empresa e se ofereceu para dar uma aula gratuita na hora do almoço uma vez por semana.

Agora que sua imaginação já deve estar fluindo, vamos explorar como seu tipo de mente-corpo figura em termos de saúde profissional.

Respeite sua verdadeira natureza: A profissão ideal para Vata, Pitta e Kapha

Seu prakruti, ou sua verdadeira natureza, determina, em certo grau, que tipo de trabalho vai manter você equilibrado.

Tipos Vata

Como os tipos Vata são regidos pelos elementos ar e espaço, eles tendem a ser bons em comunicação e criatividade. Muitos Vatas são artistas, escritores, atores ou pertencem a outros campos criativos. Eles também podem se dar bem em carreiras em que lidam com pessoas, como *marketing*, vendas ou recursos humanos. Como a rotina mantém um Vata equilibrado, eles precisam tomar cuidado com profissões de horários variáveis, turnos noturnos e trabalhos que exijam viagens frequentes. Embora Vatas fiquem confortáveis em locais novos e estimulantes, o excesso de mudança vai desequilibrá-los. Trabalhar num ambiente relativamente estruturado – o que é possível mesmo no campo criativo – vai manter um tipo Vata equilibrado.

> **Conselhos para um tipo Vata:** Mantenha-se focado e com o pé no chão. Não deixe um trabalho apenas pela mudança. Caso se sinta entediado, veja se consegue passar para um cargo diferente na mesma empresa ou local de trabalho. Trocar de emprego com frequência só vai desequilibrar sua vida. Embora você possa sentir falta de mudanças, elas podem ser seu pior inimigo. Quando você estiver absorvido em um projeto, coloque o despertador no seu celular ou computador para se lembrar de fazer uma pausa e comer alguma coisa. Fazer uma caminhada no meio do dia pode ajudá-lo a utilizar parte da energia incansável do Vata e mantê-lo focado pelo resto do dia.

Tipos Pitta

Compostos de fogo e água, os Pittas são intensos e voltados a objetivos. Eles adoram cultura, aprender coisas novas e compartilhar seu conhecimento com o mundo. Muitos Pittas têm posições de liderança. São bons professores, políticos, advogados e médicos. Quando equilibrados, são bons líderes, uma vez que são organizados, precisos e ordenados. São oradores calorosos e eloquentes. Os Pittas são extremamente inteligentes, mas também podem ser controladores e dominadores. Eles precisam equilibrar suas habilidades de liderança com cursos ou workshops de gerenciamento eficaz que os ensinem a ser compreensivos com os outros. Senão, podem se tornar prepotentes no local de trabalho. Os tipos Pitta precisam tomar cuidado quando entram num ambiente altamente competitivo. Graças à sua natureza competitiva, eles podem acabar trabalhando horas demais, se estressando demais, desenvolvendo excesso de acidez estomacal, úlceras ou doença cardíaca. Um Pitta sensato e equilibrado vai aprender a dizer não de tempos em tempos para criar espaço em sua agenda movimentada para o exercício, a família e o lazer.

> **CONSELHOS PARA UM TIPO PITTA:** Lembre-se de que, no ambiente de trabalho, nem todos são perfeccionistas como você. Isso não quer dizer que eles não tenham uma boa ética profissional; simplesmente significa que os parâmetros deles são diferentes dos seus. Em vez de criticar os outros por não atingirem suas expectativas, faça uma ou outra crítica construtiva com um pedido concreto em relação a cada item. Além disso, lembre-se de que o trabalho não vai lhe trazer a maior felicidade, porque você vai sempre procurar mais. Tenha uma vida saudável fora do trabalho. Cultive amizades e a vida familiar. Separe tempo para ficar em meio à natureza. Arranje tempo para a oração e a prática espiritual, que vão livrar você de parte de sua ânsia por controle.

Tipos Kapha

Metódico, meticuloso e estável são palavras que descrevem um Kapha. Os tipos Kapha, compostos de água e terra, são confiáveis em qualquer organização. Como eles não gostam de mudança, encontrar uma carreira em que sejam felizes é essencial. Um Kapha vai continuar num trabalho mesmo se não gostar, porque a estabilidade é mais importante do que a felicidade. Um Kapha é um ótimo companheiro para um chefe Pitta, porque o empregado Kapha é gentil, afetuoso e disposto a perdoar. Em geral, ele não vai deixar o temperamento de um Pitta afetá-lo. Kaphas gostam de trabalhos que não sejam velozes demais, visto que sua natureza é fazer as coisas devagar e meticulosamente. Eles têm grande resistência e conseguem trabalhar longas horas sem se cansar.

> **Conselhos para um tipo Kapha:** No ambiente de trabalho, aprenda a dizer não de tempos em tempos. Sua natureza doce predispõe você a assumir funções demais simplesmente porque os outros confiam em você. Seus colegas de trabalho sabem que você é dependente e confiável. Também sabem que você é gentil. Sem perceber, podem tirar vantagem de sua bondade. Mesmo sabendo que você consegue aguentar por causa de sua resistência fantástica, você vai acumular rancor e sentir o peso do trabalho nos seus ombros. Isso vai fazer você comer demais e ficar deprimido. Ao dizer não quando se sente sobrecarregado, você vai se manter em equilíbrio. Outra maneira de ficar saudável é criar um clube de caminhada no trabalho e caminhar com seus colegas no horário de almoço. Quando estimula seu corpo Kapha e se movimenta, você se sente mais forte e tem mais capacidade de se impor.

Saúde profissional

Exercício: Crie um plano para transformar seu trabalho atual ou encontrar seu trabalho ideal

Responda as seguintes perguntas e comece a pensar em como transformar sua saúde profissional.

1. Estou satisfeito com meu trabalho atual? Por quê? Por que não?
2. Qual é meu darma, ou propósito na vida?
3. Meu trabalho atual está satisfazendo meu darma? Se não, posso encontrar uma maneira de satisfazê-lo no trabalho? Por quê? Por que não?
4. Que coisas devo ter no meu trabalho ideal? Pense em ambiente, cargo, carga de trabalho, horário, pagamento, benefícios, visão da empresa, chefia, tempo de férias, distância de casa, e assim por diante.
5. Como posso criar meu trabalho ideal? E como posso integrar meu darma ao meu trabalho?

Escreva aqui uma lista de intenções para sua carreira, profissão ou vocação:

√ Checklist da saúde
Uma profissão saudável

☐ Você ama o que faz? Consegue passar a amar?
☐ Qual é o propósito maior de uma carreira para você?
☐ Como pode encontrar o darma numa carreira que não é exatamente seu darma?
☐ Explore como sua carreira pode acomodar seu tipo de mente-corpo aiurvédico.
☐ Complete o exercício proposto acima.

CAPÍTULO 9

Saúde financeira

O dinheiro não é tudo...
Mas está ali juntinho com o oxigênio.
— RITA DAVENPORT

Finanças! Esse é um dos assuntos com maior carga emocional. E todos precisamos tratar dele, seja qual for a nossa situação financeira. Durante séculos, falar sobre finanças era um tabu; perguntar o salário dos outros era considerado falta de educação. Dinheiro era algo a ser discutido somente entre quatro paredes, ou talvez nem era discutido. Nos anos 1950, os maridos cuidavam das finanças da família, e davam às suas mulheres uma quantia para ser usada durante a semana. Maridos generosos deixavam o suficiente para as compras e gastos com os filhos, e de vez em quando até um dinheirinho extra para o salão de beleza. Mas elas não tinham uma garantia de segurança caso seus maridos falecessem ou as deixassem. Com as mulheres no mercado de trabalho, as coisas mudaram, mas nosso conhecimento sobre finanças e dinheiro, não.

Segundo uma análise das estatísticas do Sistema Federal de Reservas dos Estados Unidos e outros dados governamentais, em 2014, uma família devia em média 7.274 dólares em cartão de crédito.[1] Mas, se levarmos em conta apenas as famílias endividadas, esses números chegam a uma média de 15.593 dólares em dívidas de cartão de crédito familiar, 153.184 dólares em dívidas de hipoteca e 32.511 dólares em dívidas de empréstimo estudantil. Vinte e cinco por cento das famílias americanas têm mais dívidas de cartão de crédito do que poupanças para emergências.[2] A mensagem é clara: quando o assunto é dinheiro, temos um problema grave.

Sua situação financeira e sua saúde

Não se engane pensando que suas finanças não afetam sua saúde. Você já ficou preocupado com dinheiro? Já ficou sem saber como pagaria a próxima conta, o aluguel ou a prestação da casa ou como consertaria o carro? Já ficou sem graça de conversar com seu cônjuge sobre dinheiro, temendo que isso causasse uma discussão? Mesmo se você estiver bem financeiramente, já ficou chateado depois de emprestar dinheiro para um amigo ou parente em necessidade e ele nunca devolver?

Essas questões causam úlceras, enfraquecimento do sistema imunológico, pressão alta e aumento nos hormônios de estresse – e também refletem em nossos relacionamentos e nosso bem-estar emocional.

O dinheiro nos afeta em todos os níveis. E nossas visões sobre ele nos guiam em sentidos que às vezes nem entendemos. Nossa origem social nos ensina muito sobre dinheiro, mesmo se nunca tivermos falado sobre isso. E a maioria de nós nunca foi ensinada formalmente a cuidar do assunto.

Segundo o aiurveda, dinheiro é energia; parte de nosso dever é atraí-lo para nossa vida sem ganância. Artha, ou acúmulo de riqueza pelo chefe de família – um dos quatro objetivos da vida – é considerado uma necessidade. O dinheiro flui para dentro e para fora de nossas vidas. Ele vai e vem. Mas, com nossa intenção, desejos, ansiedade ou medo, podemos impedir um dos sentidos do fluxo. Ou seja, impedimos a riqueza e a abundância em nossas vidas. Portanto, devemos nos manter conscientes de nossos pensamentos e ações relativos a dinheiro, evitando nos apegarmos demais a ele ou gastá-lo de maneira imprudente.

Em certo grau, os doshas regem nossas propensões em relação a dinheiro e riqueza. Os tipos Vata ganham dinheiro com facilidade, mas também o gastam com facilidade, especialmente em trivialidades, e vivem passando apuros. Os tipos Pitta trabalham duro para acumular dinheiro e riqueza, mas também têm gostos caros, pois gostam de gastar com luxos. Os tipos Kapha são bons em economizar e guardar dinheiro.

Como se livrar de uma mentalidade de pobreza

A maioria de nós cresceu com uma consciência de pobreza, uma mentalidade que diz: "Não tenho o suficiente". Ouvimos as pessoas dizerem coisas como: "Dinheiro não cresce em árvore", "Não podemos comprar isso", "Estou vivendo de salário em salário" e "Quando ganhar na loteria, vou começar a aproveitar a vida". Você entende que, ao pensar que não vai ter o bastante, você realmente não vai ter?

Cresci com minha mãe sempre me dizendo que éramos pobres. Era comum ouvirmos: "Somos pobres, não temos dinheiro para isso". Ela literalmente nos condicionou a acreditar nisso. Eu odiava ouvir essas palavras. Mas, por dentro, nunca acreditei realmente nelas. Sim, ela era mãe solteira e precisou trabalhar de garçonete para pagar a faculdade e as contas. Mas o surpreendente é que, mesmo quando já era uma professora experiente e ganhava 70.000 dólares por ano, continuou dizendo que era pobre. Sua mentalidade nunca mudou. Aos 19 anos, quando comecei a viajar pelo mundo, vi a pobreza de verdade. Percebi que não somos pobres nos Estados Unidos. Embora digamos isso, temos um teto sobre nossas cabeças, uma televisão e um carro. De acordo com os outros países, somos ricos. Perspectiva é tudo.

A mentalidade de pobreza corrompe a consciência de abundância e riqueza. Certa vez, vi um especial do programa da Oprah Winfrey gravado na Índia. Ela visitou uma casa nas favelas de Mumbai, onde encontrou uma família de quatro pessoas – marido, mulher e duas filhas – vivendo em uma casa de nove metros quadrados. Agora, imagine se sua casa inteira medisse nove metros quadrados. Naquela casa, eles preparavam refeições, comiam, brincavam e dormiam. O banheiro era do lado de fora. O marido ia trabalhar numa motocicleta e gastava a maior parte do salário na escola particular das filhas. Aqui vai a parte surpreendente: eles tinham poucas posses materiais e itens básicos, mas eram felizes. Eles não se consideravam pobres, mas de classe média.

Você pode ter pouco dinheiro, mas se sentir rico, e pode ter uma abundância de dinheiro e se sentir pobre. Tudo depende da forma como você pensa.

Exercício: Faça um inventário de suas visões sobre dinheiro

Seja sincero consigo enquanto completa as lacunas a seguir. Não existem respostas certas ou erradas. Simplesmente tenha consciência de suas visões. Depois que tiver essa consciência, você pode escolher continuar com elas ou mudá-las.

1. Quando eu era criança, pensava o seguinte sobre dinheiro:
2. Frases que meus pais ou responsáveis repetiam para mim sobre dinheiro:
3. Minha situação financeira atual é:
4. Frases sobre dinheiro que repito para mim mesmo agora:

Trate o dinheiro como energia: Dê para receber

Como já mencionei, a consciência de pobreza e a consciência de riqueza são mentalidades. Mesmo se estiver preso à consciência de pobreza, tem como treinar sua mente para substituí-la pela de abundância. Não é algo fácil de fazer, mas é possível com treinamento contínuo.

Pratique a gratidão

Eu já comentei isso, mas é bom repetir: ser grato pelo que já tem em sua vida é o melhor caminho para enxergar a riqueza e a abundância. Todos os dias, agradeça ao Criador, agradeça seu cônjuge ou namorado e seus filhos por estarem em sua vida. Agradeça os amigos, colegas e todas as pessoas da sua vida. Note quanto já tem, mesmo se sua conta bancária estiver zerada. Olhe para sua casa, seus móveis, seu carro, suas roupas, suas louças, sua água potável – tudo. Em seguida, estenda essa consciência para incluir a Terra. Olhe para o sol, observe os pássaros, as árvores, as flores, os animais. Aprecie a beleza da natureza e sua capacidade de apreciá-la. Agradeça pelos seus cinco sentidos, seus membros e sua saúde. Você é realmente rico e abençoado.

Doe aos outros

Você pode duvidar que doar vá deixar você rico e próspero. Lembre-se de que dinheiro é energia, e que o que doamos volta para nós. Toda religião ensina a doar. Tudo que já li sobre criar fartura afirma o mesmo: que devemos doar uma porção do que temos para o dinheiro voltar para nós. Muitas filosofias acreditam que é preciso doar 10 por cento de sua renda bruta, ou seja, sem descontar os impostos. A guru financeira Suze Orman afirma em seu livro *The 9 Steps to Financial Freedom* [Os 9 passos para a liberdade financeira] que você deve perguntar à sua voz interior quanto doar. Se ela disser 5 por cento, siga essa sabedoria. Se ela mandar você doar 10 por cento e você só doar 5 por cento, vai continuar com sua consciência de pobreza. Confiar que há o suficiente vai provar para você que há. Quando você se contém, com medo de que vai faltar dinheiro, você continua optando pela pobreza, continua usando algemas.

Vou contar uma história sobre uma experiência que tive na França. Quando estava na faculdade, morei com uma família que seria considerada de classe média pelos padrões franceses. Eles viviam com conforto, mas não eram ricos. Enquanto fiquei lá, sempre comíamos muito bem. Começávamos a refeição com um pequeno aperitivo seguido de um legume, como aspargo grelhado com molho. Depois vinha o prato principal, que consistia em um pedaço de carne dividido entre todos à mesa, incluindo os convidados. Depois, sempre comíamos uma pequena salada, um iogurte ou queijo, e uma fruta de sobremesa. Ao longo da refeição, comíamos pedaços de baguete. O que me surpreendeu era que o prato principal – a carne ou peixe – era sempre dividido para incluir os convidados. Se outro convidado aparecesse, sem problemas: a porção de todo mundo simplesmente ficaria um pouco menor. A anfitriã nem hesitaria e simplesmente daria um jeito. Ela nunca pedia desculpas por não ter comida suficiente, e sentia orgulho de abrir as portas de sua casa e alimentar quem quer que estivesse lá.

Quando voltei aos Estados Unidos, notei como as pessoas tratam a mesma situação de maneira diferente. Se uma anfitriã não tivesse um bife para cada pessoa, ela sairia e compraria mais ou convidaria menos gente. Na cabeça dela, não seria o suficiente. Vê como a família francesa tinha a consciência de abundância?

Minha experiência me ensinou a colocar a generosidade em prática. Eu me comprometo a doar 10 por cento da minha renda antes de gastar com qualquer outra coisa, incluindo as contas. Orman sugere preencher um cheque para a caridade ou para a pessoa para quem vai doar antes mesmo de receber o pagamento; assim, você fica ainda mais comprometido. Quando receber o salário, envie a doação na mesma hora. Mas, claro, nunca assuma dívidas para doar. Em outras palavras, não passe sua doação no cartão de crédito se não conseguir pagar essa conta na hora.

Exercício:
Compromisso com a doação financeira

Algumas religiões chamam a doação financeira de dízimo. A ideia é doar parte de sua renda para uma causa beneficente. Neste exercício, você vai decidir quanto doar e para quem doar. E, se não souber ao certo quanto consegue doar agora, comprometa-se a doar uma certa quantia e reajuste mais tarde.

Quanto você se compromete a doar?
Para quem vai doar?

Por fim, doar é algo que fica sempre entre você e seu Criador. Nunca se atormente sobre o destino do dinheiro ou como ele vai ser gasto. Faça sua pesquisa e escolha com sabedoria, mas, no fim, você estará doando por doar. Para ter frutos, sua doação precisa ser incondicional. Você está enviando a mensagem para o universo de que o dinheiro nunca foi seu de verdade. É um presente, exatamente como aquilo que está doando.

Seu plano para eliminar
as dívidas e criar riqueza na vida

Já determinamos que sua saúde está diretamente ligada à sua situação financeira. Dívidas podem sobrecarregar você e mantê-lo escravo de seus credores. Se não tiver dívidas, parabéns! Você está fazendo um ótimo trabalho financeiramente. Pode pular esta seção ou ler para garantir que nunca vai ter dívidas.

A maioria das pessoas tem uma certa quantia de dívidas, seja do cartão de crédito, do empréstimo do carro, da prestação da casa ou de uma dívida pessoal. Já li muitos livros sobre finanças pessoais, e alguns dos meus autores favoritos são Ric Edelman e Suze Orman. Recomendo a leitura de alguns dos livros deles, se quiser fazer uma transformação completa nas suas finanças pessoais. Mas, por enquanto, aqui vão algumas dicas para você começar a eliminar suas dívidas.

1. Faça uma lista de todas as suas dívidas e seja realista sobre os valores

Não adianta fugir de você mesmo. Você vai ter que pagar essas dívidas em algum momento. Anote o credor, a quantia devida e os pagamentos mínimos em uma planilha.

2. Comece quitando primeiro as dívidas menores

Quando você quita uma dívida pequena, pode aumentar seus pagamentos de dívidas maiores. Essa é uma tática psicológica que aprendi com Ric Edelman. Pode parecer ilógico erradicar primeiro a dívida menor sendo que as maiores têm taxas de juros mais altas. O que Edelman explica é que nossa mente fica empolgada ao eliminar uma dívida e, a longo prazo, vai acabar ficando mais fácil quitar todas as dívidas dessa forma. Deixe-me dar um exemplo.

Digamos que você deve 252 reais para uma loja de departamentos, 455 para o Visa e 2.400 para o MasterCard. Os pagamentos mínimos são os seguintes: 25, 35 e 75 reais. Você sabe que consegue adicionar mais 50 para se livrar das dívidas. Então, vai pagar 75 para a loja de departamentos, 35 para o Visa e 75 para o MasterCard. Você vai continuar fazendo isso até quitar as parcelas da loja de departamentos. Claro, estamos partindo do pressuposto de que você não está acumulando nenhuma outra dívida em nenhum desses cartões nesse período. Quando tiver erradicado a dívida com a loja de departamentos, você vai pegar os 75 reais e usá-lo todo mês para o cartão Visa. Seus pagamentos vão ser agora 110 para o Visa e 75 para o MasterCard. Você vai continuar pagando 185 reais no total – mas vê como parece muito melhor ter como pagar mais para a segunda dívida depois que a primeira foi quitada? Depois que o cartão Visa estiver pago, use os 185 reais para pagar o MasterCard.

3. Nunca fique em dívida com amigos e parentes

Sua família e seus amigos são seus salva-vidas. Se você pegar dinheiro emprestado deles, pague-os primeiro. A loja de materiais de construção e o cartão de crédito podem esperar, pois são empresas e não têm nenhum investimento em sua vida pessoal. Sim, eles cobram juros, mas relacionamentos são mais importantes do que dinheiro. Valorize suas relações e a confiança criada nelas. Mesmo se seus amigos ou parentes disserem "Não tem problema, pague quando puder", acredite: tem problema, sim. Sua integridade, seu caráter e sua autoestima dependem do fato de você conseguir reembolsar seus parentes e amigos que fizeram a bondade de lhe emprestar dinheiro.

4. Pague-se primeiro

Aprendi este conceito com o palestrante e escritor de autoajuda Anthony Robbins. Todo mês, separe quantias que vai investir, colocar no seu fundo de aposentadoria e acrescentar às suas economias de emergência. Tempo é dinheiro e, quanto antes você investir em si mesmo, mais tempo seu dinheiro terá para crescer.

5. Não renuncie a seu fundo de aposentadoria para economizar para a faculdade dos filhos

Orman explica que esse é o maior erro que muitos pais cometem. Se você não economizar para sua aposentadoria, quem vai economizar por você e quem vai cuidar de você financeiramente quando se aposentar? Se você deve optar entre economizar para a faculdade dos filhos e investir dinheiro para a aposentadoria, sempre escolha a aposentadoria. Seus filhos, depois da faculdade, ainda serão jovens o bastante e terão um potencial para fazer dinheiro que você não vai ter mais. Eles podem assumir empréstimos estudantis ou começar a trabalhar, se não houver outra opção. Você, por outro lado, não vai ter nada nem ninguém com quem contar durante os seus anos de aposentadoria. Se não há dinheiro agora, não haverá quando se aposentar.

6. Informe-se e comece a falar sobre dinheiro

Quanto mais você ler sobre finanças pessoais, menos vai temer. Ao fim do livro, sugeri alguns livros que vão ajudar você a começar. São os meus favoritos e tenho certeza de que você vai achá-los úteis e que seus princípios serão fáceis de serem aplicados.

Como mencionei, falar sobre dinheiro deixa a maioria das pessoas constrangida. Se você tem dívidas compartilhadas com alguém, como um cônjuge, namorado ou parente, comece a conversa. Perceba que, quanto mais à vontade você fica ao falar sobre dinheiro, mais fácil vai ser. Antes de iniciar essa conversa, declare que não há nada pessoal. O dinheiro é um objeto, um conceito, uma energia – nada além disso. Ele não tem nada a ver com nossas personalidades, então ninguém precisa ficar ofendido. Você e seu cônjuge, namorado ou parente podem ter visões diferentes sobre dinheiro, mas podem fazer um acordo delimitando que o objetivo é criar comportamentos saudáveis de gastos, e não trocar farpas pessoais.

Se você tem filhos, sempre fale com eles sobre dinheiro. Dê um pouco para eles administrarem e explique sobre doar e investir. Crianças de 5 anos já conseguem entender o conceito de dinheiro. Seja cuidadoso com as conversas sobre finanças que tem perto dos seus filhos e os refrões que usa. Lembre-se: seus filhos ouvem você e estão formando suas próprias visões sobre dinheiro.

7. Celebre o dinheiro destinando um orçamento para o lazer

É comum termos uma sensação de falta, nos punirmos pagando todo mundo e talvez investirmos e nunca nos presentearmos com algo bonito ou divertido. Você trabalha duro para ter dinheiro. Se não pode desfrutar dele, de que serve? Todo mês, separe uma quantia que pareça razoável para você e simplesmente se divirta com ela. Compre aquele par de sapatos que tanto queria. Pague uma boa massagem. Leve alguns amigos para um restaurante chique. Mantenha-se dentro do seu orçamento de lazer, mas aproveite-o sem culpa.

Se não fizermos isso, criamos um efeito elástico: nos privamos de tanta coisa que o elástico uma hora estoura e perdemos o controle. Podemos nos sentir tão privados a ponto de sair e passar uma quantia absurda no cartão de crédito de uma só vez. Depois, nos sentimos mal e voltamos a nos privar. Consegue ver o ciclo destrutivo? Então, decida hoje o valor que pode destinar para o seu orçamento de lazer. Se for casado e um dos cônjuges ficar em casa com os filhos, ele também tem direito ao dinheiro de lazer. Quando eu era casada, chamávamos esse dinheiro de "não pergunte". Cada um colocava uma quantia igual no orçamento da casa e podíamos fazer o que quiséssemos com ele. O outro não podia questionar nunca como ele tinha sido gasto. Foi usado para comprar cem barras de chocolate? Não importava. Todos merecemos criar um equilíbrio saudável em nossas finanças.

√ Checklist da saúde

Cure suas finanças

- ☐ Dê uma olhada em suas finanças hoje. Você acha que seu estado financeiro pode estar afetando sua saúde?
- ☐ Qual é sua mentalidade em relação a dinheiro? Para você, o dinheiro tem uma conotação positiva ou negativa?
- ☐ Pratique gratidão diariamente pelas coisas que tem.
- ☐ Dê algo a alguém diariamente. Treine seu cérebro para ficar 100 por cento seguro de que vai haver dinheiro suficiente.
- ☐ Crie um plano para eliminar todas as suas dívidas.
- ☐ Escolha dois livros sobre finanças pessoais e comece a ler.
- ☐ Se tiver dívidas em comum com alguém, planeje uma conversa sobre gastos ou orçamentos saudáveis.
- ☐ Separe uma quantia para o dinheiro de lazer e se mantenha dentro do orçamento.

CAPÍTULO 10

Saúde ambiental

O ambiente é tudo que não sou eu.
— ALBERT EINSTEIN

Segundo o aiurveda, o ambiente é seu corpo estendido. Tudo fora do seu corpo físico é uma extensão de você. Imagine só! No Ocidente, quando falamos sobre meio ambiente, é comum que estejamos nos referindo a algum tipo de questão ambiental: precisamos respeitar o meio ambiente (isto é, reduzir nossa emissão de carbono reciclando, dirigindo veículos menos poluentes e reutilizando sacolas e caixas), precisamos pensar no aquecimento global e no derretimento das calotas polares. O aiurveda expande essa definição para incluir absolutamente tudo fora de você. Se você parar para pensar sobre isso, entenderá que a definição aiurvédica cria uma sensação maior de responsabilidade e consciência de como você escolhe levar sua vida.

Nosso ambiente inclui nossas casas, carros, salas, escritórios, pessoas que conhecemos, lugares que visitamos e, claro, toda a Terra e o universo. Podemos controlar diretamente alguns aspectos do nosso ambiente; outros não. Neste capítulo, vamos explorar como você pode controlar seus diversos ambientes para ficar mais feliz e saudável.

Nossa experiência sensorial é grande parte da nossa saúde. Quando eu estava no caminho rumo à cura, li um livro maravilhoso do dr. Andrew Weil intitulado *Saúde ideal em 8 semanas*. Em um dos exercícios, ele recomenda comprar flores para você mesmo. No começo, isso me pareceu absurdo. Eu pensava que flores eram algo que se dava para os outros e que os outros davam para nós. Mas fui até o fim e, toda semana, durante oito semanas, comprei um buquê de flores para mim mesma. E mal acreditei no efeito de simplesmente ter flores frescas na minha cozinha. Eu ficava feliz toda vez que entrava lá. Melhorava meu humor e me fazia querer limpar o local para que as flores ficassem ainda mais bonitas lá. Dá para acreditar que eu limpava a cozinha por causa de um buquê de flores? E esse é apenas um aspecto do ambiente.

Com o livro do dr. Weil, aprendi a minimizar o *input* sensorial desnecessário e, até hoje, quinze anos depois, ainda sigo esse conselho. O aiurveda compartilha dessa ideia. Tome cuidado com o que você deixa entrar em sua percepção sensorial. Somos bombardeados diariamente com visões e sons, e nem percebemos as implicações para nossa saúde.

Estou me referindo a coisas simples, desde o telejornal às propagandas incessantes no computador. Em casa, podemos viver com o zumbido constante da televisão ou do rádio. Algumas pessoas dormem com as TVs ligadas a noite toda. Somos afetados pelas imagens negativas e de violência mesmo que não as vejamos conscientemente. A ausência de silêncio nos deixa nervosos, ansiosos e desconcentrados. A luz constante da TV à noite perturba a liberação do hormônio melatonina, que precisa de escuridão completa.

Maximize o "input" sensorial saudável

A cura pode surgir quando você presta atenção especial em seus sentidos e escolhe conscientemente os estímulos de cura. Cada um dos cinco sentidos também corresponde a um dosha.

Paladar

Prefira alimentos frescos, orgânicos e locais. Cerque-se de tigelas de frutas frescas. Faça questão de que todo prato de comida seja colorido e tenha uma boa apresentação, mesmo se for só para você. Reserve um tempo para sentir o gosto da comida, mastigue devagar, e fique em silêncio enquanto saboreia cada mordida. O aiurveda recomenda a ingestão de todos os seis sabores nas refeições, mesmo se for através de ervas suplementares. Ao sentirmos um sabor, uma conexão entre mente e corpo é produzida. Quando estamos conscientes do sabor, é provável que comamos menos. E quando apreciamos o sabor e selecionamos apenas os desejáveis conscientemente, passamos a escolher menos alimentos insalubres, artificiais ou gordurosos. Você já mordeu uma maçã ou um damasco tirado do pé? A sensação no corpo é muito diferente da que sentimos ao comer uma batata frita de fast-food. Experimente alguma hora. Feche os olhos e sinta o sabor do alimento fresco e saudável. Quanto mais saudável e consciente você está, mais chances tem de rejeitar o alimento pouco saudável. Fiz isso com meus filhos. Eu os treinei para apreciar bons alimentos. Agora que são adolescentes, quando sentem o sabor de um alimento pouco saudável, eles percebem a diferença e o rejeitam. Seu corpo é um ambiente e o sentido do paladar é importante para mantê-lo livre de toxinas.

Olfato

O sentido do olfato está intimamente relacionado ao sentido do paladar. Você já comeu algo quando estava resfriado e percebeu que não conseguia sentir o gosto direito? Costuma ser difícil sentir o sabor de qualquer coisa quando estamos com o nariz entupido. Mantenha os aromas de seus ambientes agradáveis para você. Todos temos neuroassociações com o sentido de olfato, uma vez que ele é um sentido forte e primordial. Encontre um perfume de que goste e os outros também vão gostar dele em você.

Você vai saber porque as pessoas vão lhe dizer "Você está tão cheiroso!". Isso faz você e os outros se sentirem bem. No quarto, encontre um aroma agradável que induza o sono. Algumas pessoas gostam de lavanda, jasmim ou camomila. Cozinhar gera uma sensação de paz e bem-estar em casa. Deixar que sopas ou ensopados fervam lentamente no inverno ou fazer um churrasco no verão parece trazer lembranças agradáveis e criar fortes neuroassociações com o ambiente ao redor.

Na minha experiência, tive um *déjà-vu* quando entrei num restaurante indiano uns dez anos atrás. Na época, eu não tinha comido muitos pratos indianos. Estava com minha irmã e meu pai e, quando entramos no restaurante, os aromas me levaram de volta para a cozinha da minha tia. Eu não me cansava daquele cheiro. Ele me fazia me sentir feliz, confortável, aconchegada, segura e protegida. Imagine um cheiro que possa fazer tudo isso! Meu pai é do Oriente Médio e o que percebi foi que os temperos da culinária indiana são os mesmos usados na culinária médio-oriental. Para mim, os cheiros dos condimentos significaram muito mais do que simplesmente comida boa– representaram amor de família, conforto e raízes de cultura e tradição.

Pense nos cheiros que quer em seu ambiente. Talvez flores frescas? O pão que mais gosta de assar? Um prato pelo qual é famoso em sua família? Lembre-se: você estará criando memórias para todo mundo através dos aromas que escolher ter ao seu redor. Certifique-se de que são agradáveis para a sua família, seus entes queridos e você mesmo.

Embora todos respondam bem ao paladar e ao olfato, os tipos Kapha respondem de maneira mais intensa, visto que esses sentidos são dominantes no tipo de mente-corpo Kapha. Se seu dosha predominante for Kapha, preste atenção a esses dois.

Audição

Você fica surpreso de ainda saber a letra de uma música que não ouve há vinte anos? Existe algum jingle de um comercial do seu passado que ainda canta até os dias de hoje? Aposto que a resposta é sim para as duas perguntas. Esse nosso sentido parece gravar coisas diretamente no nosso cérebro. O que ouvimos repetidas vezes é sempre memorizado. Por isso, devemos escolher com cuidado o que ouvimos, permitindo a entrada somente do que é saudável ou necessário para nós.

Se você já falou um palavrão na frente de um bebê que estava aprendendo a falar, sabe o poder da audição. Costuma ser difícil impedir que uma criança repita um palavrão que você não queria que ela ouvisse.

Preste atenção no seu ambiente ao longo do dia e remova todos os ruídos desnecessários ou desagradáveis. Tem algum barulho que lhe dá calafrios? Se você mora numa cidade grande, talvez o som do trânsito esteja criando uma perturbação no seu ambiente. Existe agitação demais no seu ambiente? Eu, por exemplo, moro com várias pessoas. A todo momento, há um rádio ou uma TV ligados, alguém tocando música no andar de cima ou uma conversa acontecendo em outro cômodo. Aprendi a desligar o barulho desnecessário e pedir silêncio aos outros para conseguir ter paz.

Substitua o ruído ambiente por sons agradáveis. Sons da natureza quase sempre são relaxantes. Se não morar perto da natureza ou estiver frio, toque músicas com sons da natureza, como sons do oceano ou qualquer outro som musical agradável. Se você mora numa cidade agitada, invista em um gerador de ruído branco ou numa fonte de água para poder abafar dentro de casa a agitação lá de fora. Toque sons relaxantes no escritório também; se estiver com colegas, use fones de ouvido para barrar os sons do ambiente.

Experimente o silêncio por um ou dois dias. Quando estiver sozinho em casa ou no carro, tente não ligar a TV ou o rádio. Deixe que o silêncio entre na sua casa. No começo, você pode ficar nervoso ou irritado, especialmente se estiver acostumado com ruídos de fundo. Mas logo vai começar a achar agradável e acolhedor. Você vai ter uma sensação de paz e serenidade. E vai começar a sentir falta do silêncio. Sua mente vai ficar mais clara e sua intuição vai se aprimorar.

Tato

A princípio, quando pensamos nesse sentido, pode ser difícil associá-lo ao ambiente. Mas o tato nos cerca por todos os lados. Além do toque humano, nosso ambiente nos toca o tempo todo. Pense no lugar onde está sentado agora. Você está num sofá ou poltrona confortável? Está bebendo em um café ou comendo em algum outro lugar? Ou talvez esteja relaxando numa cadeira à beira da praia? O que você sente sobre o lugar onde está agora? É confortável? Queria alguns travesseiros ou um cobertor?

Se parar para pensar, você vai perceber que nossas roupas nos tocam, nossos móveis nos tocam e o banco do carro nos toca. Pense em todas as coisas que tocam você ao longo do dia – até o teclado do seu computador!

Examine cuidadosamente cada ambiente que frequenta todos os dias e preste atenção nos objetos que estão lá. Faça uma nota mental das coisas que não gosta de tocar e veja se consegue fazer algo a respeito delas. Por exemplo, pode ser um sofá desconfortável que machuca suas costas e onde você nunca quer sentar. Talvez a cadeira do seu escritório esteja lhe causando dores durante as suas oito horas de trabalho diário. Faça uma lista de todas as coisas que pode mudar para melhorar seu ambiente tátil.

Tire vantagem do toque curativo

Nosso ambiente nos proporciona oportunidades para o toque curativo, que está em todos os lugares ao nosso redor. Se você tem um bichinho de estimação, sabe como é boa a sensação de fazer carinho nele – é uma sensação ao mesmo tempo gostosa e terapêutica. A grama ao ar livre é ótima para caminhar descalço no calor. Se mora perto da praia, correr descalço na areia proporciona um toque curativo que liga você à terra. Jardinar é uma maneira de tocar a terra e criar algo belo, gostoso ou ambos. Deixar as mãos ou pés na água corrente permite que sua pele seja massageada sem esforço. Aquecer as mãos perto de uma fogueira ou permitir que o calor penetre seu rosto e sua pele são maneiras de se reconectar com os elementos ambientais, que também fazem parte de nós.

Os tipos Vata respondem melhor aos sentidos da audição e do tato. Se você for predominantemente Vata e estiver se sentindo desequilibrado, preste atenção especial nesses dois sentidos.

Visão

Com a quantidade de informações visuais que temos à nossa disposição hoje, está ficando cada vez mais difícil descartar os estímulos visuais que não nos fazem bem. Todo equipamento eletrônico nos proporciona estímulos visuais. Assim como os sentidos do olfato e da audição, a visão também nos proporciona uma gravação instantânea na memória. Tente apagar uma imagem perturbadora do passado e você vai ver como é difícil. Para a saúde ideal, é fundamental ser seletivo nos estímulos visuais que você permite que entrem no seu ser. O palestrante e escritor de autoajuda dr. Wayne Dyer aponta que, quando você ouve algo uma vez, isso deixa de ser novidade. Vou estender isso para a percepção visual: quando se vê algo uma vez, isso deixa de ser novidade. Os canais e *sites* de notícias tendem a repetir imagens incessantemente. O influxo constante de imagens violentas e perturbadoras cria hormônios de estresse em nossos corpos e nos deixa suscetíveis a doenças. Há muito tempo tomei a decisão de não assistir mais a jornais ou filmes que contenham violência. Quando tenho a opção de usar meu sentido de visão para sentir a beleza, o assombro e a maravilha ou sentir perturbação mental, escolho a beleza. Você pode pensar que é uma abordagem ingênua para a vida. Afinal, existe violência no planeta. Se fecharmos os olhos para a realidade, não estaremos também fechando os olhos para a mudança? Deixe-me lhe perguntar o seguinte: Ao assistir a uma matéria sobre assassinato, estupro, incesto ou abuso, você está tornando o mundo um lugar melhor? Ao reter essas imagens em sua mente, está impedindo a violência? Ou está simplesmente se sentindo mal e com medo pelo mundo ser tão assustador? Acredito que a verdadeira resposta seja a última. Nunca soube de uma guerra que tenha terminado porque os espectadores viam suas terríveis imagens.

Cerque-se de beleza. Note a beleza natural que existe ao seu redor. Faça um compromisso consigo mesmo de se afastar das imagens perturbadoras, que não servem para você nem para o bem maior. Sua intuição vai lhe dizer como fazer essa escolha.

Em seguida, transforme a curiosidade em compaixão. Se há uma cena de acidente e estou passando de carro, em vez de ficar encarando o sangue, sigo em frente e faço uma oração pelas pessoas envolvidas. Se vejo uma pessoa sem-teto na rua, tomo a decisão de dar dinheiro ou comida ou fazer uma oração silenciosa. Quando encontrar uma pessoa em necessidade e puder ajudar, faça isso. São maneiras de abrir os olhos para o amor.

Por favor, não me entenda mal. Não estou pedindo para andar por aí de olhos fechados e fingir que não existem pessoas passando necessidades ou injustiças no mundo. Você pode receber essa informação pela mídia impressa ou pelo rádio. Em vez de continuar focado nas desgraças do mundo, tome a decisão de sair e fazer algo a respeito delas. O fim da violência, da pobreza, da tristeza e do sofrimento começa com cada um de nós. Olhe primeiro para seus pensamentos, seu diálogo interno e suas ações. Cure-se primeiro para, depois, poder sair e ajudar a curar o mundo.

Panorama dos ambientes da vida diária

Curar seu sentido da visão pode se estender aos ambientes físicos que o cercam em todos os momentos. Seu ambiente físico imediato é seu quarto, cozinha, sala de estar, carro, escritório ou qualquer lugar onde passe uma quantidade significativa do seu tempo. A energia nos objetos físicos e no espaço ao seu redor afeta a sua saúde.

Redefina o espaço que o cerca

Existe algum espaço na sua casa onde você não consegue estar porque lhe dá uma sensação ruim? Pode ser uma mesa, em um cômodo específico, com uma pilha de bagunça. Ou talvez seja um cômodo com móveis feios.

No aiurveda, o akasha, um dos cinco grandes elementos, não define apenas o conceito de espaço, mas também inclui a abertura necessária para que novas possibilidades entrem em sua vida. Por exemplo, você já atulhou um armário com tanta coisa que, quando tentou acrescentar algo, o objeto não cabia lá dentro? A falta de espaço, ou de akasha, implicava que não havia espaço para o novo; assim, restava apenas o acúmulo do velho e, como resultado, nenhuma possibilidade nova. Podemos olhar essa energia em relação à sua noção de hospitalidade e deixar que as pessoas entrem em sua vida. Você pode ter passado pela experiência de ter uma casa desordenada e cheia de coisas, e sentiu vergonha de convidar pessoas ou receber visitas espontâneas. Graças a essa falta de akasha, você bloqueou o fluxo de abundância e novas experiências. O conceito pode parecer exagerado, mas faz todo o sentido. Você já limpou e esvaziou um guarda--roupa e se sentiu especialmente bem depois, como se conseguisse respirar melhor?

O ideal é que todos os espaços que ocupa façam você se sentir bem e lhe deem uma sensação de abundância. Não é muito caro se cercar por beleza em sua casa ou escritório. Plantas e flores fazem maravilhas. Algumas velas, junto com obras de arte baratas ou fotos de entes queridos e bons momentos criam equilíbrio e uma sensação calorosa e acolhedora.

Exercício: Compromisso de esvaziar o espaço

Se seu espaço físico não enriquecer você todos os dias, comprometa-se a se livrar de todos os objetos que não lhe servem mais e criar beleza nesses espaços. Sei que essa pode ser uma tarefa intimidante se você não faz isso há muito tempo. Um excelente recurso que usei quinze anos atrás, quando tinha crianças pequenas em casa, foi o FlyLady.net (www.flylady.net/d/getting-started). A escritora e líder Marla Cilley é uma verdadeira inspiração para ensinar as pessoas que têm dificuldade para administrar as exigências domésticas, sejam as que ficam em casa ou as que trabalham fora. A beleza do método de Cilley é que ela guia você pelas tarefas diárias em pequenos passos, para você não se sentir sobrecarregado.

Faça um inventário dos cômodos ou espaços em sua casa que precisam de mais atenção, e comprometa-se a esvaziá-los em determinado período. Complete as seguintes lacunas:

Eu me comprometo a esvaziar:
Vou criar beleza nesses espaços da seguinte forma:

A resposta dos doshas ao ambiente

Segundo seu tipo de mente-corpo, você age e reage ao ambiente de determinada maneira. Sua inclinação natural de ser organizado ou bagunçado, de ter muitas ou poucas posses materiais, talvez dependa em grande parte dos seus doshas. Descobrir isso pode ser restaurador para você não sentir que precisa se encaixar em determinado molde que os outros projetam para você.

Tipos Vata

Os Vatas são altamente criativos e podem ser um pouco bagunceiros em casa e no trabalho. Organização não está necessariamente no topo de sua lista de prioridades. Um tipo Vata também se muda ou troca de casa com frequência, seja por tédio ou pela necessidade de estar sempre em movimento. No entanto, os Vatas funcionam melhor em ambientes organizados e correm menos riscos de se desequilibrar quando têm alguma estrutura. Para continuar em equilíbrio, um Vata precisa fincar raízes em algum lugar e criar estabilidade. Ele sempre pode recorrer à sua natureza criativa pintando um cômodo de uma cor diferente de tantos em tantos meses ou comprando cortinas ou roupas de cama novas para manter as coisas diferentes e variadas.

Cores terrosas como bege e marrom e tons fortes de vermelho costumam equilibrar os Vatas.

Tipos Pitta

Os Pittas têm a tendência de ser um pouco obsessivo-compulsivos com seus ambientes. Eles podem ser chamados de maníacos por arrumação. Um Pitta saudável gosta de um ambiente limpo e organizado, onde tudo está em seu lugar. Já um Pitta desequilibrado tende à limpeza compulsiva ou ao perfeccionismo no ambiente doméstico ou profissional. Conectar-se à natureza ou ao ar livre é importante para ajudá-lo a se manter equilibrado. Jardinagem é um exemplo de atividade que conecta um Pitta à terra e permite que se suje um pouco. Isso vai lembrá-lo de que as coisas nem sempre são perfeitas. Se você for um Pitta morando com um tipo Vata ou Kapha, permita um espaço onde ele também possa expressar seu estilo particular. Esperar que um Vata seja organizado demais ou um Kapha se livre de todas as suas coisas vai desapontar os dois.

Para pacificar o Pitta, use cores frias no ambiente doméstico ou profissional, como tonalidades de verde e azul ou qualquer tom pastel.

Tipos Kapha

Como os tipos Kapha não gostam muito de mudança, eles têm a tendência a acumular ou amontoar coisas. Se você mudar os móveis de lugar ou trocar a decoração, o Kapha vai se sentir desnorteado e talvez um pouco triste. Os elementos de água e terra em um Kapha o fazem se apegar aos objetos mesmo quando eles não têm mais um propósito. Ambientes atulhados com bagunça demais vão atormentar um tipo Kapha. Se você reconhece essa tendência em você, peça para um amigo vir de tantos em tantos meses para ajudá-lo a limpar seus armários ou cômodos a fim de manter a energia livre e fluida.

Para pacificar o Kapha, use cores vibrantes nos ambientes, como vermelho e amarelo.

Reconecte-se com o ambiente externo: Viva fora das caixas

Eu gosto de viajar, especialmente para lugares distantes. Poucas coisas nos ensinam humildade como viajar para outro país onde os espaços são menores ou não existem tantos confortos quanto nos Estados Unidos. Viver com uma mala de mão por algumas semanas me lembra, quando volto para casa, de como minha casa é grande, e como tenho sorte e sou abençoada por ter tanta abundância. Viajar me ajuda a viver fora das minhas várias caixas.

Ao ficarmos presos na rotina, é comum termos dificuldade para ver claramente e nos apresentar um quadro maior. Ficamos absorvidos na vida diária, fazendo e vendo as mesmas coisas dia após dia. Quando isso acontece, pequenas coisas insignificantes se tornam grandes. Para ampliar nossa visão, precisamos variar nossas perspectivas visuais de tempos em tempos.

É mais fácil fazer isso do que você imagina. Pense em seu dia e imagine como pode se conectar ao seu ambiente externo. Pode ser algo grande, como tirar um dia de folga e ir a uma praia, montanha ou lago para não fazer absolutamente nada além de contemplar a vida. Também pode ser algo menor, como fazer um caminho completamente diferente para o trabalho e prestar atenção na paisagem ao seu redor. Crie o hábito de introduzir algo novo em seu dia.

Lembre-se de apreciar a natureza e a beleza ao seu redor e se conectar com ela. Quando começa a notar como a natureza é orquestrada com perfeição graças a um esforço aparentemente pequeno, a sua perspectiva muda. Você reconhece como pode ficar preso em questões triviais. Então, percebe que coisas pequenas não importam tanto assim.

Como já comentei no livro, uma caixa pode ser tudo desde nossa casa ao escritório ou veículo. Também pode ser a TV ou o computador. A maior caixa, porém, é a mental, que limita nossas crenças e pensamentos.

Sair e se reconectar é mais difícil hoje por causa das conveniências da vida cotidiana. Se você for introvertido ou um pouco tímido, é ainda mais complicado sair para fazer essa conexão. Embora eu seja muito sociável, também tenho um lado naturalmente tímido. Fazer telefonemas era um dos maiores medos da minha vida. E não era porque eu tivesse medo de fazer uma ligação. Eu sempre tinha medo de incomodar as pessoas. Então, imagina minha felicidade com a chegada do e-mail! Mas, embora o e-mail conecte você às pessoas, ele também é uma forma de desconexão. Viver fora das "caixas" que temos e que criamos vai tirar você da sua zona de conforto. E isso é bom, porque é assim que crescemos.

Fiz um experimento, sob a sugestão de um professor da pré-escola do meu filho, e ficamos uma semana sem TV. Havia uma campanha norte-americana que se chamava "Semana de desligar a TV" e que agora se chama "Semana sem tela". Nossa semana sem TV, feita há cerca de doze anos, foi uma tarefa difícil, mas muito esclarecedora. Todo dia, recebíamos um folheto da escola nos dando uma lista de motivos por que devíamos desligar o aparelho. O que me pareceu o mais convincente foi este: na sociedade atual, as pessoas tendem a criar laços mais fortes com personagens de TV do que com pessoas de verdade. Agora, podemos estender isso a vídeos do YouTube, amigos do Facebook, do Instagram, do Twitter e do Tumblr. Deu para entender? Em vez de sair, viver a vida e criar laços reais com as pessoas em situações reais, muitos se escondem atrás das telas.

Para começar a viver fora da caixa, é preciso sair da sua zona de conforto. Dê um passo entrando em uma atividade fora de casa. Convide um vizinho ou amigo para caminhar com você uma ou duas vezes por semana. Uma ótima maneira de se conectar com seu ambiente exterior é doar seu tempo. Você pode integrar um de seus interesses ou hobbies com o voluntariado. Tenha uma semana sem telas, sozinho ou com sua família. Deixe de se acomodar e mergulhe na vida. Vivemos aqui, nesta vida, neste ambiente. Aproveite!

Exercício: Formas de viver fora das caixas

Para expandir sua noção de eu e de ambiente, comprometa-se a visitar um lugar uma vez por semana ou por mês ou experimentar uma atividade nova que não envolva assistir à TV ou navegar na internet. Boa parte do seu crescimento pessoal vem de experimentar coisas novas. Quando fazemos isso, costumamos ver as coisas de uma maneira diferente e somos estimulados criativamente. Nossa perspectiva também tende a mudar quando vemos a vida de outro ângulo. No exercício a seguir, liste primeiro em que "caixas" você está preso e, na sequência, liste como pode se expandir para fora de seus ambientes atuais.

Estas são as caixas em que vivo (físicas ou mentais):
Maneiras como posso começar a viver fora das minhas caixas:

Exemplos: Tire um dia no mês e viaje para um lugar novo. Vá de bicicleta ao trabalho uma vez por semana. Entre para um clube do livro ou time de vôlei. Convide um vizinho para tomar um café. Seja voluntário em um abrigo para animais.

√ Checklist da saúde

Cure seus ambientes

☐ Considere cada um dos cinco sentidos e determine como pode melhorar seus ambientes sensoriais.
☐ Complete o exercício sobre o compromisso de esvaziar o espaço.
☐ Complete o exercício sobre formas de viver fora das caixas.
☐ Liste formas de criar beleza em todos os seus ambientes, levando em conta seu dosha dominante.

CAPÍTULO 11

Quando um raio da roda quebra

Se conseguimos nos mudar, as tendências do mundo também mudam. Quando um homem altera sua própria natureza, a atitude do mundo em relação a ele muda (...) Não precisamos esperar para ver o que os outros vão fazer.
— MAHATMA GANDHI

Assim como andar de bicicleta, viver é um ato de equilíbrio. Em geral, quando nos focamos em uma área da vida, outra fica em falta. Talvez seja uma área que você ignora completamente há um tempo. Para algumas pessoas, é o corpo. Para outras, as finanças. Talvez, para você, seja sua vida espiritual ou seus relacionamentos. Qualquer que seja o caso, sempre existe uma área para melhorar e uma em que nos sentimos inadequados ou despreparados para o desenvolvimento do progresso. É aí que entra a paciência.

Você está criando uma mudança em sua visão geral da vida. Ter uma visão holística pode parecer descomunal ou até impossível em alguns momentos. Não é um processo fácil. Você está reprogramando seu cérebro e seu corpo. Aprenda a dar pequenos passos: pegue um capítulo – ou raio da roda – de cada vez, pratique-o por um tempo e domine-o antes de seguir em frente. As mudanças não acontecem da noite para o dia. O processo leva tempo. Pode ser útil ler *A roda de cura pelo aiurveda* uma segunda vez antes de tentar realizar alguns exercícios.

O lado positivo é que as mudanças costumam ter um efeito cascata. Por exemplo, quando começar a comer melhor ou equilibrar seu tipo de mente-corpo, você vai querer se exercitar ou dormir melhor. Ou, quando controlar suas emoções, pode se sentir compelido a aprender a meditar ou melhorar suas relações.

Tome a decisão do que gostaria de mudar primeiro. O que é mais importante neste momento da sua vida? Em outras palavras, o que precisa mudar?

Quando dou aula de meditação, sempre digo aos meus alunos nos primeiros dez minutos que, se eles não praticarem, não verão resultados. Só com a prática diária constante os resultados aparecem. Também lhes digo que são necessárias duzentas repetições de uma habilidade nova até ela se tornar um hábito. Tudo aquilo que você faz agora e quer mudar, está fazendo há um tempo considerável, portanto já tem muita prática. Se você vem comendo cheeseburguer a vida toda e ignorando verduras, tem muita prática comendo cheeseburguer. Se é do tipo que se preocupa, não tem muita prática controlando suas emoções. Seja paciente consigo mesmo enquanto passa por esse processo.

Como enfrentar doenças enquanto aprende um estilo de vida aiurvédico

Muitas pessoas procuram a medicina holística devido a alguma doença. Quando eu tive um namorado vegano que estava experimentando uma dieta macrobiótica, lembro de dizer a ele: "Ei, se um dia eu pegar câncer, vou experimentar a dieta macrobiótica". Vê como essa lógica era falha desde o começo? Meu foco não era a saúde preventiva; em vez disso, eu via o tratamento aiurvédico como uma ferramenta para usar só quando ficasse doente. Dito isso, se está enfrentando uma doença crônica ou aguda, ou se está sentindo sintomas, mas não tem um diagnóstico, você pode usar o tratamento aiurvédico em conjunto com a medicina convencional.

Inclusive, quando fui diagnosticada com câncer, fiz uma boa pesquisa sobre dieta vegana e diferentes modalidades de medicina complementar e alternativa. Sem deixar de seguir o caminho tradicional (seguindo recomendações alopáticas), consegui integrar uma dieta vegana ao tratamento, comendo apenas alimentos orgânicos e bebendo água destilada e chás de ervas.

A medicina aiurvédica não sugere seguir uma dieta vegana, mas uma dieta predominantemente vegetariana ajuda em todos os casos. Quando se está doente, você não apenas está desequilibrado, como também seu corpo está desprovido da energia vital necessária para reparar as células. Quanto mais você lhe oferecer alimentos orgânicos integrais com antioxidantes, fitoquímicos e vitaminas, mais fácil será para o seu corpo se curar. Vejo isso da seguinte forma: se você comprou uma Ferrari e o fabricante sugeriu uma gasolina aditivada de alta octanagem e você só a abastece com gasolina normal sem chumbo, ela pode funcionar, mas de maneira precária. O mesmo vale para o seu corpo. Se lhe der poucas verduras, legumes e frutas e obtiver suas calorias principalmente de outras fontes, seu corpo vai funcionar, mas não tão bem quanto funcionaria se o abastecesse com frutas, verduras e legumes frescos.

O melhor sobre levar um estilo de vida aiurvédico é que ele é gentil com seu corpo. Portanto, mesmo se você estiver passando por uma cirurgia, quimioterapia ou radioterapia ou estiver tomando medicamentos sob prescrição, também pode experimentar os métodos descritos neste livro, pois eles tratam o corpo de maneira gentil.

Cura dos vícios

Vícios não passam de desconexões com sua verdadeira natureza. Eles são uma busca por prazer em um mar enorme de dores. Ser viciado significa recorrer a um objeto para ter prazer em vez de recorrer ao seu eu superior ou espiritual para ter felicidade. Podemos ser viciados em quase qualquer coisa, desde álcool ou drogas ao uso excessivo de internet.

Livrar-se de um forte vício em alguma substância normalmente exige cuidado profissional até que essa substância tenha sido expulsa do corpo e todos os sintomas de abstinência tenham se apaziguado. Se tiver problemas com álcool ou drogas recreativas ou sob prescrição, sugiro que busque tratamento médico e profissional antes de aplicar os princípios deste livro. Quando já estiver na estrada para a recuperação, você pode começar a usar *A roda de cura*, que, por sua vez, vai ajudar você a criar uma sensação de integridade em seu corpo, mente, alma e espírito, e reduzir as chances dos desejos pelo objeto do vício voltarem.

Se seu vício não for relativo a substâncias ou for um vício a uma substância que altera menos a consciência, como tabaco, então já pode começar a trabalhar nos aspectos da roda. Quanto mais se conectar com seu eu espiritual através da prática de meditação e expansão da consciência, menos vai precisar do objeto de que sente falta. Uma forma de começar a reduzir o uso do objeto de vício é através da consciência e associação. Um hábito viciante pode ser exatamente isso, só um hábito – um hábito que saiu do controle e virou uma obsessão. Hábitos costumam ter padrões semelhantes. Nós os realizamos sob determinadas circunstâncias e com certas associações. Por exemplo, se você é fumante, pode ter fumado um cigarro com seu café matinal na cozinha. Os comportamentos associativos são beber café e sentar na cozinha. Se tirar esses comportamentos associativos, estará quebrando um padrão. Se você é fumante e faz essa associação em particular, sugiro que fume seu cigarro matinal num lugar que não costuma associar com o fumo, como na banheira ou em um cômodo da casa aonde nunca vai. Assim, você vai consumir o cigarro de maneira consciente. Concentre-se apenas no ato de fumar e na sensação em seu corpo, em vez de em quaisquer outras distrações. Assim, estará criando novas neuroassociações com o cigarro.

O mesmo vale para o vício de comer demais. Pessoas que comem demais costumam ter gatilhos, como assistir à TV até tarde da noite. Se você é essa pessoa que come na frente da TV, você pode, em vez disso, fazer seu lanche na mesa de jantar, colocar um belo jogo americano e se concentrar no alimento de maneira consciente. Também neste caso um padrão estará sendo quebrado e um novo estará sendo criado, com você tendo total consciência do comportamento.

Quanto mais você cura o corpo e a mente e se conecta com seu eu espiritual, menos controle seus vícios têm sobre você. Saiba que a cura é possível e que a sua essência é mais forte do que qualquer vício.

E se você ficar preso em um raio e não conseguir avançar?

Em geral, quando pegamos um livro de autoajuda, o fazemos por um motivo. Nossa saúde física está ruim ou nossas emoções estão um desastre. Você pode estar passando por uma grande transição ou procurando seu propósito na vida. O que quer que o tenha feito pegar este livro, você está aqui. Então, começou a ler ou trabalhar numa seção. Depois que começou, descobriu que o autoaprimoramento não é fácil. E acabou ficando preso, mergulhado profundamente no problema que o levou a comprar este livro inicialmente. Frustrado, agora você teme não conseguir avançar para as próximas seções.

Deixe-me tranquilizar você de que nada pode estar mais longe da verdade. Em algum momento da sua vida você já fez uma prova padronizada? Ou qualquer prova cronometrada? O que todos os estrategistas de prova aconselham? Responda às perguntas mais fáceis primeiro, fazendo uma marquinha nas mais difíceis; depois, no fim, você pode voltar para as mais complexas. O sucesso é um motivador melhor do que a frustração. Estamos sempre evoluindo e mudando. Sempre existe espaço para crescer, mesmo nas áreas que você acredita que não precisam de aprimoramento. O melhor é que você comece primeiro a trabalhar com o aspecto mais forte da sua saúde, refinando-o, e só então passe para seu segundo mais forte.

Quando um raio da roda quebra

Ficar preso não vai levar você a lugar nenhum. A vida não é perfeita. Ela é naturalmente caótica. Deixe a roda girar e, em breve, você vai ver que estará deslizando suavemente. Vai ver um novo cenário, observar paisagens mais belas e enxergar o mundo diante de você com todas as suas possibilidades infinitas.

CAPÍTULO 12

Siga tranquilo

Aproveite o passeio

Você precisa se distinguir e agir no seu nível mais alto de ética, integridade e veracidade. Se baixar seu nível, como muitas pessoas fazem hoje, não vai se distinguir. Não vai se sobressair. Não vai se destacar.
— JAY ABRAHAM

A vida é, em grande parte, um processo. As lições que aprendemos são parte da jornada, não o resultado. Saiba que os resultados são bons, mas eles apenas nos preparam para mais processos.

Ação cármica: Faça o que é certo

Levar um estilo de vida aiurvédico inclui praticar a ação certa. A palavra *karma* significa literalmente ação. A essência do carma pode ser encontrada no velho ditado "Tudo que vai, volta". A princípio, parece algo negativo. Todos ouvimos pessoas dizendo "Você vai ter o que merece". Na minha criação, ouvi frases como "Deus vai castigar você".

O verdadeiro significado de carma vai além do castigo por uma fonte externa. É a responsabilidade por suas ações em todos os momentos.

Jay Abraham, um grande gênio em *marketing* e negócios, na minha opinião, explica o sentido de integridade. Ele propõe que, para medir a integridade de um homem, basta observar como ele se comporta quando as coisas não estão correndo bem, e não como ele se comporta quando as coisas *estão* correndo bem. Um homem íntegro vai agir ainda melhor quando as coisas não correm bem.

Minha observação é que, no mundo de hoje, são poucos os que têm integridade no sentido mais verdadeiro. Como você age quando ninguém está vendo? Como se comporta quando só é responsável por si mesmo? Viver à altura dos padrões morais mais elevados possibilita que você viva com a saúde ideal. Se você não está convencido dessa frase, olhe para a saúde de alguém que mente com frequência. Observe alguém que se aproveita dos outros e note se ele ou ela é saudável.

Carma é escolher a ação certa espontaneamente em todos os momentos de todos os dias de toda a sua vida. Parece uma responsabilidade muito grande? Pois é mesmo. Mas não é tão difícil quanto você imagina. Você conhece pessoalmente alguém que vive de acordo com esse ideal? Que tipo de pessoa ela é? Você tem um enorme respeito por ela? Talvez você esteja se perguntando "Como saber que ação é espontaneamente correta?". A resposta é: você sabe. Sabe mais do que pensa que sabe. Seu corpo sabe. Sua mente e sua alma sabem.

O melhor caminho para seguir tranquilamente por todos os raios da roda e deixar sua roda inteira é observar as escolhas que faz a cada momento. Você vai sentir em seu corpo se uma decisão é certa ou errada para você. Se for errada, seu coração vai bater mais rápido, você vai sentir um aperto no peito ou sua voz interior vai mandar você não fazer isso. Isso se aplica a qualquer decisão que você precise tomar, desde comer um pedaço de bolo a gastar seu dinheiro. Sempre pare e note como seu corpo se sente. Ele tem uma inteligência inata além do que você imagina.

No começo, você pode resistir a tomar as decisões corretas porque está acostumado a passar por cima dessa inteligência natural. Mas, com a prática, vai começar a levar uma vida cármica. É uma vida responsável, que não deixa muito espaço para o erro.

Então qual é a recompensa? A resposta é: sua paz interior. A recompensa é saber que você está fazendo a coisa certa, em vez de meramente fazer a coisa fácil. Todo mundo consegue fazer o que é fácil – e a maioria de nós faz. Mas poucas pessoas têm o costume de fazer o que é certo.

Quando começa a viver dessa forma, a vida corre naturalmente tranquila para você. O universo tem uma forma de recompensar o comportamento correto de maneira cármica. As recompensas vêm porque você está agindo de acordo com leis universais. E, quando vive de acordo com leis universais, a estrada se abre ampla e com poucos obstáculos à sua frente.

Sobre ser gentil, humilde, amoroso e bondoso

Você está em um lindo caminho, que vai guiá-lo não apenas à saúde e à cura, mas também a uma vida mais profunda. Algo trouxe você para esse caminho e insistiu para que você o experimentasse. É normal ficar animado, entusiasmado e, às vezes, um pouco fervoroso. Mas saiba que nem todo mundo está nesse caminho ainda e alguns podem nunca iniciá-lo. As mudanças e o autoaprimoramento nos levam a alturas maiores e dimensões diferentes. Às vezes, essas estradas podem parecer solitárias. Queremos muito que nossos entes queridos entrem nessa jornada rumo ao bem-estar e a uma vida de consciência expandida. Você pode se sentir afastado daqueles que ama enquanto começa a se curar. Saiba que isso é normal. Não precisa haver afastamento. Você deve tratar seus entes queridos com carinho e bondade. A arrogância pode tentar tomar conta conforme você se cura – seu ego e sua mente podem achar que você é melhor ou mais avançado do que os outros à sua volta. Mas, em vez disso, permita que seu coração se abra e seja um exemplo para as pessoas. Deixe que a luz de sua consciência expandida brilhe para que os outros vejam. Com o tempo, eles serão atraídos para a luz e acabarão se maravilhando com o que você faz de diferente. Com um sorriso, você pode explicar como está vivendo agora e o que está fazendo. Mas seja humilde.

Celebre o novo você e seu compromisso com a integridade. Desejo-lhe o melhor em sua jornada e muitas bênçãos nos anos que estão por vir.

Om stamanam bhavatu satayuh
purusah satendriya ayusyevendriye prati tisthati.
(Que sua vida dure cem anos.
Que seus órgãos dos sentidos sejam saudáveis por cem anos
e que seu espírito permaneça em sua vida e em seus órgãos dos sentidos.)
— IAJURVEDA, TAITTIRIYA SAMHITA 2.3.11

APÊNDICE

Saudações ao sol

(Surya Namaskar)

As Saudações ao sol são uma série de posturas de ioga que alongam e fortalecem todos os principais grupos musculares do corpo. Cada Saudação proporciona flexibilidade e força. Quando feita em ciclos por um período de vinte minutos, a série também pode servir de exercício cardiovascular. Siga as fotos para aprender e praticar as Saudações ao sol diariamente.

A roda de cura pelo aiurveda

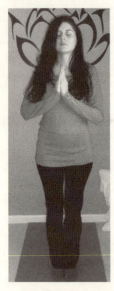
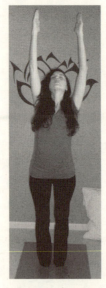
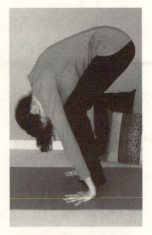

1. Postura da saudação
2. Postura das mãos estendidas
3. Postura das mãos nos pés

1. Postura da saudação

Comece com os pés paralelos e os dedões encostados; leve as mãos ao centro do peito e feche os olhos. Faça uma respiração purificante pelo nariz. Mantenha gratidão no coração e defina a intenção para a prática.

2. Postura das mãos estendidas

Abaixe os braços e em seguida erga-os ao lado do corpo, fazendo uma leve inclinação para trás. Olhe para o céu enquanto inspira.

3. Postura das mãos nos pés

Expire e desça para a frente, trazendo os braços pelos lados. Alinhe as mãos com os dedos dos pés. Se precisar, flexione um pouco os joelhos para colocar as palmas das mãos planas no tapete.

Apêndice: Saudações ao sol

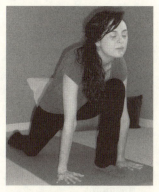

4. Postura do corredor

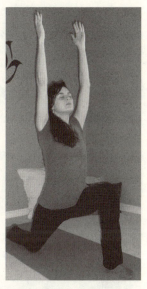

5. Postura das mãos estendidas na postura do corredor

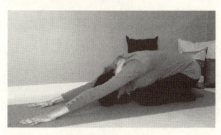

6. Postura da criança (primeira variação)

4. Postura do corredor
Com um salto, leve o pé direito para trás e coloque ambas as mãos ao lado do pé da frente. Certifique-se de que seu joelho esteja alinhado com o tornozelo.

5. Postura das mãos estendidas na postura do corredor
A partir da postura do corredor, erga os dois braços acima da cabeça enquanto inspira e olha ligeiramente para cima.

6. Postura da criança (primeira variação)
Leve as mãos de volta ao chão, leve o pé da frente para trás e sente-se nos calcanhares.

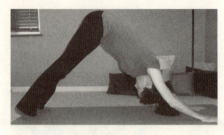
7. Postura do cachorro olhando para baixo (segunda variação)

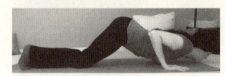
8. Postura dos oito membros

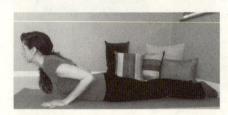
9. Postura da cobra

7. Postura do cachorro olhando para baixo (segunda variação)

A partir da postura do corredor, leve o outro pé para trás e erga o corpo em uma letra V invertida, com o cóccix voltado para o ar e o peito em direção às coxas. Os pés ficam na largura dos quadris, e as mãos na largura dos ombros. Seu peso está sobre os pés, e não sobre as mãos.

8. Postura dos oito membros

Abaixe os joelhos, flexione os cotovelos na direção dos quadris e leve o peito e o queixo na direção do chão. As mãos ficam alinhadas aos ombros.

9. Postura da cobra

Encoste a barriga no chão. Leve as pontas dos dedos em alinhamento com os ombros. Leve os cotovelos na direção do torso. Alongue as pernas, com os pés se tocando. Erga o peito e olhe para cima mantendo os pés no chão.

Apêndice: Saudações ao sol

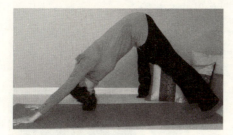

10. Postura do cachorro olhando para baixo ou da criança

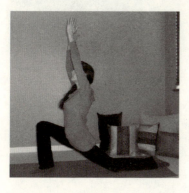

11. Postura do corredor

10. Postura do cachorro olhando para baixo ou da criança
Empurre-se para cima e entre na postura da criança ou do cachorro olhando para baixo.

11. Postura do corredor
Leve o pé direito para a frente e posicione uma mão de cada lado do pé direito. A perna de trás fica alongada e o joelho fica no chão.

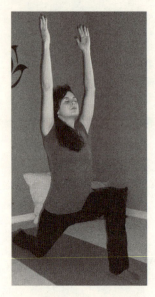

12. Postura das mãos estendidas na postura do corredor

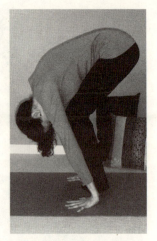

13. Postura das mãos nos pés

12. *Postura das mãos estendidas na postura do corredor*

Na postura do corredor, erga os dois braços acima da cabeça enquanto inspira.

13. *Postura das mãos nos pés*

Leve o pé esquerdo à frente e coloque as duas mãos aos lados dos pés. Incline a cabeça para a frente na direção dos joelhos enquanto expira.

Apêndice: Saudações ao sol

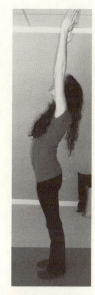
14. Postura das mãos estendidas

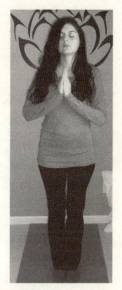
15. Postura da saudação

14. Postura das mãos estendidas
Erga os dois braços acima da cabeça e toque as palmas das mãos enquanto inspira. Leve o olhar na direção do céu.

15. Postura da saudação
Expire e leve as mãos ao peito.

Repita do outro lado, começando com a perna esquerda atrás, na postura do corredor. Os iniciantes devem começar com três séries e, à medida que avançam, tentar fazer seis ou doze séries.

Notas

Introdução: Reinventar a roda?

1. Division of Nutrition, Physical Activity, and Obesity, National Center for Chronic Disease Prevention and Health Promotion, "Adult Overweight and Obesity", Centros de Controle e Prevenção de Doenças, atualizado pela última vez em 27 de abril de 2012, www.cdc.gov/obesity/adult/index.html. O estudo foi conduzido em 2010.
2. National Center for Chronic Disease Prevention and Health Promotion, "Chronic Diseases: The Leading Causes of Death and Disability in the United States", Centros de Controle e Prevenção de Doenças, atualizado pela última vez em 9 de maio de 2014, www.cdc.gov/chronicdisease/overview/index.htm.
3. Ibid.

Capítulo 2. A roda inteira

1. "Pet Benefit Articles and Information", Pets for the Elderly Foundation, sem data, acessado em 4 de novembro de 2014, www.petsfortheelderly.org/articles.html.
2. "Diana Nyad", *Bio*, A&E Television Networks, 9 de dezembro de 2014, www.biography.com/people/diana-nyad-21329683#synopsis.

Capítulo 3. Saúde física

1. "Global Cancer Rates Could Increase by 50% to 15 million by 2020", Organização Mundial da Saúde, 3 de abril de 2003, www.who.int/mediacentre/news/releases/2003/pr27/en/.
2. "Overweight and Obesity: Data and Statistics", Centros de Controle e Prevenção de Doenças, atualizado pela última vez em 9 de setembro de 2014, www.cdc.gov/obesity/data/index.html.

Capítulo 4. Saúde espiritual

1. Norwegian University of Science and Technology, "Brain Waves and Meditation", AlphaGalileo, 19 de março de 2010, comunicado de imprensa, www.alphagalileo.org/ViewItem.aspx?ItemId=70952&CultureCode=en.
2. Angela Eksteins, "Meditation May Be the Future of Anti-Aging, Part I", Natural News: Natural Health News and Scientific Discoveries, 14 de fevereiro de 2010, www.naturalnews.com/028157_meditation_longevity.html#ixzz2UtkbiTux.
3. James Gorman, "Scientists Hint at Why Laughter Feels So Good," *New York Times*, 13 de setembro de 2011, www.nytimes.com/2011/09/14/science/14laughter.html?_r=0.

Capítulo 7. Saúde amorosa

1. Madre Teresa, *A Simple Path*. Nova York: Random House, 2007, p. 79.
2. Marshall B. Rosenberg, *Nonviolent Communication: A Language of Life*. Encinitas, CA: Puddledancer Press, 2005. [Ed. bras.: *Comunicação não violenta: técnicas para aprimorar relacionamentos pessoais e profissionais*. São Paulo: Editora Ágora, 2006.]

Capítulo 8. Saúde profissional

1. Relatado em "Workplace Stress", American Institute of Stress, sem data, acessado em 14 de novembro de 2014, www.stress.org/workplace-stress.
2. "Work Stress on the Rise: 8 in 10 Americans Are Stressed about Their Jobs, Survey Finds", *Huffington Post*, atualizado em 12 de abril de 2013, www.huffingtonpost.com/2013/04/10/work-stress-jobs-americans_n_3053428.html.
3. "Work Environment May Put Women at Risk of Diabetes", *Journal of Occupational Medicine*, Institute for Work and Health, 21 de agosto de 2012, www.iwh.on.ca/media/2012-aug-21.

Capítulo 9. Saúde financeira

1. "American Household Credit Card Debt Statistics: 2014", NerdWallet Finance, novembro de 2014, www.nerdwallet.com/blog/credit-card-data/average-credit-card-debt-household.
2. "U.S. Consumer Debt Statistics 2012", Visual.ly, 8 de janeiro de 2013, http://visual.ly/us-cosumer-debt-statistics-and-trends-2012.

Glossário de termos em sânscrito

ABHYANGA: Massagem diária com óleo.

AKASHA: Espaço ou éter.

AMA: Resíduo tóxico deixado por comidas, experiências e emoções não digeridas. A tradução do termo é "toxinas no corpo e na mente".

ARTHA: Riqueza, lucro ou prosperidade material. Um dos quatro objetivos na vida, conhecidos, na moral védica, como "purusharthas".

ASANA: Postura de ioga.

AIURVEDA: Ciência da vida. O nome é derivado das palavras *ayus*, que significa "vida", e *veda*, que significa "ciência ou conhecimento".

CARMA: Ato ou ação. É também o princípio de causalidade, em que a intenção de uma pessoa ao realizar uma ação no presente gera um resultado no futuro.

CHACRAS: Centros de energia no corpo, relacionados aos centros do plexo nervoso. Existem sete chacras principais que, juntos, alinham a coluna.

Charaka Samhita: Texto primordial sobre o aiurveda. O *Charaka Samhita* e o *Sushruta Samhita* são os dois textos fundamentais dessa área; ambos datam dos primeiros séculos da era comum.

Darma: Propósito individual na vida.

Dosha: Os três princípios psicofisiológicos centrais do corpo (Vata, Pitta, Kapha), que determinam a constituição individual de corpo-mente de cada pessoa.

Ghi: Manteiga clarificada.

Ioga: Derivada da palavra *yuj*, que significa "união". Na ioga, unimos nossa mente, corpo, alma e espírito.

Jala: Água.

Kapha: Um dos três doshas, que combina os elementos água e terra. É responsável pela estrutura corporal.

Mahabhutas: Os grandes elementos: espaço, ar, fogo, água e terra.

Mantra: Derivado das palavras *man*, que significa "mente", e *tra*, que significa "instrumento". Esse instrumento da mente é um som ou série de sons usados para conectar corpo, mente e espírito.

Nasya: Método de administrar óleo ou óleo herbáceo nas narinas. É uma das cinco partes do panchakarma.

Ojas: Substâncias curativas no corpo que são subprodutos de comidas, emoções e experiências bem digeridas.

Pitta: Humor biológico no aiurveda composto dos elementos fogo e água.

Prakruti: A constituição biológica de um indivíduo. É definida na concepção e é composta de determinadas proporções dos três doshas: Vata, Pitta e Kapha.

Prana: Energia ou força vital.

Pranayama: Técnicas de respiração iogue; é também o quarto ramo da ioga.

Prithivi: Elemento terra.

Rishis: Sábios ou videntes ancestrais indianos.

Glossário de termos em sânscrito

Surya Namaskar: Saudações ao sol, série de posturas de ioga coordenadas com a respiração.

tejas: Fogo.

Vata: Composto de espaço e ar, é um dos três doshas, ou tipos de mente-corpo aiurvédicos.

vayu: Vento ou ar.

vikruti: Estado atual do indivíduo, que contrasta com o estado natural do indivíduo (prakruti). Esse estado pode indicar desequilíbrios na constituição mente-corpo da pessoa.

"Sites" recomendados e recursos aiurvédicos

The Ayurvedic Path: www.theayurvedicpath.com (em inglês).
Estúdio de ioga e saúde de Michelle Fondin em Herndon, Virgínia, Estados Unidos.

The Chopra Center for Wellbeing: www.chopra.com (em inglês).

Produtos e workshops aiurvédicos.

Chopra Center Teachers: www.choprateachers.com (em inglês).
É possível encontrar professores de meditação com o som primordial no mundo todo.

Mapa de Feiras Orgânicas no Brasil:
http://feirasorganicas.idec.org.br/

FlyLady.net: www.flylady.net (em inglês).
Informações para ajudar a colocar a casa e a vida em ordem usando lembretes de tarefas diárias e motivação.

MAHARISHI AYURVEDIC PRODUCTS INTERNATIONAL:
www.mapi.com (em inglês).
Produtos aiurvédicos.
NATURAL BY NATURE: www.natural-by-nature.com (em inglês).
Laticínios orgânicos.
ASSOCIAÇÃO BRASILEIRA DE AYURVEDA:
http://www.ayurveda.org.br/
É possível encontrar profissionais aiurvédicos, além de cursos e eventos.

Referências e leituras recomendadas

Buscaglia, Leo. *Love*. Nova York: Fawcett Books, 1972.
Chapman, Gary. *As cinco linguagens do amor*. São Paulo: Mundo Cristão, 2013.
Chopra, Deepak. *Magical Mind, Magical Body*. Simon and Schuster Audio/Nightingale-Conant, 2003.
_____. *Saúde perfeita: cura, rejuvenescimento e bem-estar com a medicina indiana*. Rio de Janeiro: Viva Livros, 2011.
_____. *A realização espontânea do desejo: a essência de como utilizar o poder infinito da coincidência*. Rio de Janeiro: Rocco, 2012.
Chopra, Deepak; e Simon, David. *As sete leis espirituais da ioga*. Rio de Janeiro: Rocco, 2006.
Dyer, Wayne W. *A força da intenção: aprendendo a criar o mundo do seu jeito*. Rio de Janeiro: Nova Era, 2006.
Edelman, Ric. *The Truth about Money*. 4ª ed. Nova York: Harper Business, 2010.
Goleman, Daniel. *Inteligência emocional: a teoria revolucionária que redefine o que é ser inteligente*. Rio de Janeiro: Objetiva, 1996.
Gray, John. *Marte e Vênus juntos para sempre: novas formas de relacionamento para um amor duradouro*. Rio de Janeiro: Rocco, 1997.

Harley, Willard F., Jr. *Fall in Love, Stay in Love*. Grand Rapids, MI: Revell Books, 2001.

_____. *Ela precisa, ele deseja: o que o homem e a mulher precisam saber para suprir as necessidades emocionais um do outro no casamento*. São Paulo: Candeia, 2001.

Iyengar, B. K. S. *Luz na vida: a jornada da ioga para a totalidade, a paz interior e a liberdade suprema*. São Paulo: Summus, 2007.

Johari, Harish. *Chakras: Energy Centers of Transformation*. Rochester, VT: Destiny Books, 2000.

Judith, Anodea. *Rodas da vida: um guia para você entender o sistema de chacras*. Rio de Janeiro: Nova Era, 2010.

Lad, Vasant. *Textbook of Ayurveda: Fundamental Principles*. Vol. 1. Albuquerque, NM: Ayurvedic Press, 2002.

Morningstar, Amadea. *Ayurvedic Cooking for Westerners: Familiar Western Food Prepared with Ayurvedic Principles*. Twin Lakes, WI: Lotus Press, 1995.

Orman, Suze. *The 9 Steps to Financial Freedom*. Nova York: Crown, 2006.

_____. *Women and Money: Owning the Power to Control Your Destiny*. Nova York: Spiegel and Grau, 2007.

Pollan, Michael. *Em defesa da comida: um manifesto*. Rio de Janeiro: Intrínseca, 2008.

_____. *O dilema do onívoro: uma história natural de quatro refeições*. Rio de Janeiro, 2007.

Rosenberg, Marshall. *Comunicação não violenta: técnicas para aprimorar relacionamentos pessoais e profissionais*. São Paulo: Agora Editora, 2006.

Simon, David. *Vital Energy: The 7 Keys to Invigorate Body, Mind and Soul*. Nova York: John Wiley and Sons, 2000.

Simon, David, e Deepak Chopra. *The Wisdom of Healing*. Nova York: Three Rivers Press, 1997.

Tirtha, Sadashiva. *The Ayurveda Encyclopedia: Natural Secrets to Healing, Prevention and Longevity*. Unadilla, NY: Ayurveda Holistic Center Press, 2007.

Weil, Andrew. *Saúde ideal em 8 semanas*. Rio de Janeiro: Rocco, 1998.

Índice remissivo

abraços no relacionamento, 175-6, 182
Abraham, Jay, 240, 241
aceitação, 175, 182
ações: assumir responsabilidade pelas, 177-8; fazer o certo, 126-30, 240-2
acúmulo (estágio da doença), 46
adoçantes artificiais, 87
adstringente (tipo de sabor alimentar), 81, 83-4, 95-6
agravamento (estágio da doença), 46
água (*jala*), 34, 95
água em plano de nutrição aiurvédico, 88-9, 92, 103

aiurveda: ambiente como corpo estendido, 219-20; checklist da saúde, 51; como método equilibrado de cura, 18, 33, 234; comparação com medicina ocidental, 48; consultas médicas, 50; definição de saúde, 33-4; definição de, 31-2; direcionamento interno, 26; e a ação certa, 240-2; experiência da autora, 17-8, 27; glossário, 257-9; humildade, 242-3; mahabhutas (grandes elementos), 34; motivos para seguir a, 32; plano de sintomas, 50-1; prática diária,

235; princípio de integridade, 22-5, 32, 173, 243; problemas encontrados na prática da, 234-9; roda como analogia, 19, 25, 234-5; sabores alimentares, 79-85, 82-4; tipos de mente-corpo, 27; Vedanta, filosofia, 153. *Ver também* doshas (tipos de mente-corpo)
ajuda profissional, 156, 236
álcool, evitar, 102
alienação, 164-5
alimentação como ato sagrado, 97-8
alimentação excessiva, 237
alimento: aroma do, no ambiente, 221-2; conexão mente-corpo com o, 89-92; congelado ou enlatado, 87-8; controle de porção, 91; fontes on-line, 73; orgânico, 68, 73-4, 78-9, 85, 110-1, 221; prazer do, 91; processado, 68-9, 85, 90, 110-1; produzido localmente, 78-9, 221; qualidade do, e saúde, 67-70; recém-preparado, 77-8; sagrado, 97-8; tipos de sabor aiurvédico, 79-84
alucinações, 164
amargo (tipo de sabor alimentar), 81, 83, 95-6
ambiente: como corpo estendido, 219-20; diário, redefinição do, 227-8; para as refeições, 91, 92

American Heart Association, 68
amor, 63, 130, 162, 171, 174, 182. *Ver também* amor-próprio
amor-próprio, 162, 167-9, 171, 194
anorexia, 160
ansiedade, 135, 160, 169
anteflexão em pé, 165
antioxidantes, 86
apatia, 164-5
ar (vayu), 34, 95
áreas rurais, lojas de alimentos saudáveis em, 73-4
aromaterapia, 103
arrogância, 242
artha (riqueza), 169, 208-9
artrite, 160
asma, 162
ataque cardíaco, 132, 196
ateísmo, 113
audição, problemas de, 163
audição, sentido, 222-3
autoconsciência, 156, 171
autocura, 162
autossuficiência, 169-70
Avaliação do diálogo interno (exercício), 120
Ayurvedic Path Yoga, estúdio, 107, 199
azedo (tipo de sabor alimentar), 80, 82, 95-6
êxtase de viver, 128

bagunça, 227-8, 228-30, 233
balanço de quadril, 161

Índice remissivo

balanços pélvicos, 161
banhos, 104
banhos, 104
beijos no relacionamento, 182
bem-estar: mudança de responsabilidade pelo, 22; controle pessoal sobre, 22, 23. *Ver também* saúde física
bexiga, problemas, 161
bhastrika, respiração, 162
Buda, 52
Buscaglia, Leo, 128, 167, 174

cafeína, evitar, 102
caixa de hortifrútis, fazendas, 78-9
calorias, 77
câncer: dados norte-americanos, 21; dieta e prevenção, 86; experiência da autora, 17-8, 157-8
carma, 240-2
cartas, limpeza emocional, 142
Casamento à prova de traição (Harley), 176
chá de Vata, 105
chacra criativo e sexual (svadhisthana), 160-1
chacra da garganta (vishuddha), 163
chacra do coração (anahata), 162-3
chacra do plexo solar (manipura), 161-2
chacra do terceiro olho (ajna), 164
chacra lótus de mil pétalas (sahaswara), 164-5

chacra lótus de mil pétalas (sahaswara), 164-5
chacra raiz (muladhara), 160
chacra sexual (svadhisthana), 160-1
chacra: criativo e sexual (svadhisthana), 160-1; da garganta (vishuddha), 163; definição, 157; desbloqueio, 157-9; do coração (anahata), 162; do plexo solar (manipura), 161-2; do terceiro olho/ centro da intuição (ajna), 164; experiência da autora, 157-8; lótus de mil pétalas (sahaswara), 164-5; raiz (muladhara), 160
Charaka Samhita, 31, 32, 50
checklists da saúde: aiurveda, 51; cura ambiental, 233; cura do passado, 166; cura dos relacionamentos, 194-5; cura emocional, 148; cura espiritual, 131; cura financeira, 218; cura física, 110-1; cura profissional, 206; darma (propósito na vida), 66
cheiros no ambiente, 221-2
Chopra Center, 121
Chopra, Deepak, 18, 80, 113
ciática, 160
Cilley, Marla, 228
círculos com o pescoço, 163
cirurgia, 236; aiurveda e, 32
ciúmes, 161
clarividência, 164

compaixão, 162, 171, 184-7, 194, 226, 241-3
competição, sociedade ocidental, 56-7
Compromisso de esvaziar o espaço (exercício), 228
computadores, 220
Comunicação não violenta (Rosenberg), 140, 187
comunicação: chacra da garganta como fonte de, 163; habilidades de: em relacionamentos, 171, 178-80, 183, 184-7, 194
comunicação: eletrônica, 185-6; sobre dinheiro, 216-7
concentração, dificuldades de, 164
condicionamento social, 59-60, 71, 116-8
conexão mente-corpo: com o alimento, 89-92, 222; saúde física e emocional, 132-3
confiança, 63
Confúcio, 196
confusão, 165
consciência alimentar, orientações para a, 90-2, 100, 110-1, 221
consciência de pobreza, 209-10, 211
consciência de vítima, 153-4
consciência, observação, 118-20, 126
constipação intestinal, 160
constituição, tipos. *Ver* doshas (tipos de mente-corpo)
controle de porção, 91
cooperativas, 78-9

corpo: amor-próprio, 168; estendido, ambiente como, 219-20; efeitos da meditação sobre o, 102-3; intuição e sensações no, 115; sagrado, 72
criatividade, 142
Crie seu plano de movimento físico (exercício), 109-10
Crie um plano para transformar seu trabalho atual ou encontrar seu trabalho ideal (exercício), 205
culpa, 135, 177-8, 183
culpa, 177-8, 183
cura: alimentos sátvicos (de cura), 85-6; darma e, 53-4

dança, 142
darma (propósito de vida), 24; checklist da saúde, 66; como categoria de vida, 169; como trabalho, 199-201; definição de, 54-7, 200-1; Descubra seu darma (exercício), 58-7; encontrar o, 52, 57-8; importância do, 53-4; lista de intenções e desejos, 62-5; na tradição indiana, 55, 60-1
Davenport, Rita, 207
depressão, 135, 164, 169
derrame, 21
Descubra seu darma (exercício), 58-9
desejos, lista de, 62-5
desesperança, 135

Índice remissivo

desintoxicação, aiurveda e, 32
diabetes, 85, 162, 196
diálogo interno, ouvir, 119-20, 131
diário de gratidão, 126
diário, 103-4, 126, 142
dias de Namastê, 126-7
dieta macrobiótica, 235-6
dieta: aiurveda e, 32, 67; específica para Kapha, 96-7; específica para Pitta, 95-6; específica para Vata, 95; flexibilidade na, 76, 89; pacificadora de Kapha, 85; pacificadora de Pitta, 85; pacificadora de Vata, 84; sem gordura, 26-7, 86-7; vegana, 235-6
dinheiro: como energia, 208-9, 211-3; falar sobre, 216-7, 218; orçamento para o lazer, 217; para a saúde física, 71; saúde física e, 208-9; visões sobre, 209-10, 218
disfunção sexual, 161
disseminação (estágio da doença), 47
distrações, 122, 129, 184-5
distúrbios metabólicos, 161
dívida de cartão de crédito, 207-8, 214
dívida de empréstimo estudantil, 208, 216
dívida, 207-8, 212, 213-4, 218
divórcio, 172
dízimo, 213
doce (tipo de sabor alimentar), 80, 82, 95-6
doença cardíaca, 11, 69, 86, 203

doença pulmonar, 162
doenças: durante a prática aiurvédica, 235-6; crônicas nos Estados Unidos, 11-2; darma e, 53; qualidade da alimentação e, 69; seis estágios das, 46-7
dor de cabeça, 164
dor de garganta, 163
doshas (tipos de mente-corpo): atividades físicas específicas para os, 107-9; consulta aiurvédica, equilíbrio dos, 49; dietas específicas para os, 93-7; interpretação, 44-6; Kapha (elemento terra), 43-4; limpeza emocional específica aos, 141-5, 148; Pitta (elemento fogo), 42-3; planos de sintomas dos, 50-1; rotinas governadas pelos, 99-101; saúde ambiental e, 224-5, 228-30, 233; saúde amorosa e, 188-90, 194; saúde financeira e, 209; saúde profissional e, 202-4; teste para determinar, 35-42; três princípios, 34; Vata (elemento ar), 42.
Ver também tipo de mente-corpo específico
Dunbar, Robin, 128
Dyer, Wayne, 225

Edelman, Ric, 214
ego, 161

Einstein, Albert, 219
elementos. *Ver* mahabhutas (grandes elementos)
e-mail, 185, 231
emergências, poupança para, 208, 215
emoções: assumir a responsabilidade pelas, 137-8, 148; controle das, 133-5, 148; diferenças entre os sexos, 134; escolhas conscientes relativas a, 139-40; identificação das, 139, 187-8; ignorar, 138
empatia, 162
emprego. *Ver* profissão; saúde profissional
empréstimo de carro, 214
encontros de solteiros, 193
endorfinas, 128
energia: dinheiro como, 208-9, 211-3; meditação como conexão, 124-5
envelhecimento precoce, 86
Erikson, Erik, 158
ervas, chá de, 94
escolha consciente: com lições do passado, 155-6; comparação com escolha condicionada, 116-8, 131; da ação certa, 240-2; do parceiro, 190-2; dos sentimentos, 139-40
escuridão para dormir, 105, 220
espaço (akasha), 34, 95, 163, 227, 233
espaço para o sono, 102
espiritualidade/saúde espiritual: amor-próprio e, 168; Avaliação do diálogo interno (exercício), 120; chacra do terceiro olho como fonte de, 164; checklist da saúde, 131; como ação correta, 126-31; condicionamento social/cultural e, 116-8; definição, 112-14, 131; diálogo interno e, 118-20, 131; intuição e, 115, 126, 131; meditação para, 120-5, 131; observação da consciência e, 118-20, 126; relação da religião com a, 112, 113
Estados Unidos: consciência de pobreza, 209-10, 212; desconexão com a natureza nos, 99; exercício físico necessário nos, 106; foco em calorias, 77; horas de trabalho nos, 196; inadimplência nos, 207-8, 214; orientação aos objetivos nos, 63; taxas de doenças evitáveis nos, 21
estilo de vida: e aiurveda, 32; como causa de doenças, 22, 69; em "caixas", 127, 231-2
estresse profissional, 196-7
estresse: ambiente e, 225; profissional, 196-7; saúde financeira e, 208
eu espiritual, encontrar o, 114-5
exercício físico: aiurveda e, 67; atividades específicas aos doshas, 107-9; cardiovascular, 105, 106-7; em áreas rurais, 73-4; importância

Índice remissivo

do, 106-7; planejamento, 75;
programa de condicionamento,
106-7; resistência, 107; rotinas,
99-101, 112; saúde física e, 67;
treinamento de flexibilidade, 107
exercícios sobre: aiurveda, 51;
cura do passado, 151, 152, 166;
darma, 58-9, 65; plano alimentar
específico ao dosha, 97; saúde
ambiental, 228, 232-3; saúde
amorosa, 181-4; saúde emocional,
145-8; saúde espiritual, 120;
saúde financeira, 210, 213; saúde
física, 109-10; saúde profissional,
205; saúde, 29
experiências de pico, 55
experimentação, 116-8
expressão pessoal, 163
êxtase, 128

Faça um inventário de sua relação
usando as doze características
(exercício), 181-4
Faça um inventário de suas visões
sobre dinheiro (exercício), 210
Facebook, 232
fadiga, saúde física e, 74
farinha orgânica, 87
fazer o certo, 126-31, 240-2
feira, 78
fitonutrientes, 86
fitoterapia, 69; aiurveda e, 32
flores, 220, 222, 227

FlyLady.net, 228
fogo (tejas), 34, 95
fome, alimentação e, 90
fonte dentro de casa, 223
Formas de viver fora das caixas
(exercício), 232-3
frustração, 238
fruta, 86
fundo de aposentadoria, 216
futuro, lições do passado para o, 165,
166

ganância, 160
Gandhi, Mahatma, 234
garfo, colocar no prato, 91
gatilhos emocionais, 141, 227
gatilhos emocionais, 141, 237-8
generosidade, 211-2, 218, 226
gentileza: atos aleatórios de, 129;
cura e, 242-3; consigo mesmo,
168; diálogo interno e, 119-20;
fala e, 180
Goleman, Daniel, 132, 137
gratidão, 63-4; chacra do coração
como fonte de, 162; em
relacionamentos, 160, 183; pela
saúde financeira, 211, 218; pelo
alimento, 92; prática de, para a
saúde espiritual, 126
Gray, John, 177

hábitos viciantes, 236-8
Harley, Willard, 176

hata-ioga, 107
hemorroida, 160
hipertensão, 69
Hipócrates, 67
hipoglicemia, 162
histórias do seu passado, As (exercício), 151
histórias, 149-52, 166
holístico, modelo, 234-5
homens: emoções, 134; estilo de comunicação, 186-7; necessidades de relacionamento, 176-7; saúde amorosa e, 170-1
honestidade, 63
Horizon Organic Dairy, 68
hortifrútis orgânicos, 78-9
Hugo, Victor, 144
hum (mantra), 163
humildade, 242-3

imagens visuais, 225-6
impaciência, 135, 155, 235
Índia, 210
infidelidade, 171
input sensorial para o ambiente, 233; cheiros, 221-2; desnecessários, minimização de, 219-20, 222; imaginário visual, 225-6; sabores, 221; sons, 222-3; táteis, 224-5
insegurança, 160
Instagram, 232
integridade, 63, 241

integridade, princípio, 23-5, 32, 173, 243
Inteligência emocional (Goleman), 137
intenções, lista de, 62-5
interconexão, 59-60, 170
interdependência, 170
International Journal of Neuroscience, 125
interrupções no relacionamento, 180
introversão, 231
intuição, 115, 126, 131
inveja, 161
ioga: aiurveda e, 32; chacras e, 159; hata-ioga, 107; *hot yoga*, 108; para o chacra criativo e sexual (svadhisthana), 161; para o chacra da garganta (vishuddha), 163; para o chacra do coração (anahata), 162; para o chacra do plexo solar (manipura), 162; para o chacra do terceiro olho (ajna), 164; para o chacra lótus de mil pétalas (sahaswara), 165; para o chacra raiz (muladhara), 160; rotinas para, 99-100, 107; Saudações ao sol, 245-51

joelho, problemas de, 160

kama (desejo e casamento), 169, 170
kapalabati ("respiração de crânio brilhante"), 162

Índice remissivo

Kapha (elemento terra), dosha/tipos, 43-4; desequilíbrios do, 93, 144-5, 170-1, 190; dieta específica para, 96-7; dieta pacificadora de, 85; horários, 99-100; orientações de consciência alimentar para, 93; plano de sintomas para, 51; reequilíbrio emocional e, 145; rotinas de exercício físico específicas para, 109; saúde ambiental e, 230; saúde amorosa e, 189-90; saúde financeira e, 209; saúde profissional e, 196-205
Kraft Foods, 68

lanches, 103
lembranças, 161, 182, 222
lembranças no relacionamento, 176, 182
lam (mantra), 160
Lista de intenções e desejos (exercício), 65
localização (estágio da doença), 47
laticínios orgânicos, 79
leite, 85-6, 105

Magical Mind, Magical Body (Chopra), 80
mahabhutas (grandes elementos), 34
manifestação (estágio da doença), 47
manteiga orgânica, 86-7
mantras, 121, 123; *hum*, 163; *lam*, 160; *ram*, 162; *sham*, 164; *vam*, 161; *yum*, 162
Marte e Vênus juntos para sempre (Gray), 177
Maslow, Abraham, 55
massagem/ toque terapêutico, 32
Mateus, Evangelho segundo São, 155
medicamentos sob prescrição, 236
medicina ocidental: comparação com aiurveda., 48; experiência da autora, 48-50; saúde física e, 70; orientação a objetivos na, 62-3
medicina preventiva, 32
meditação com o som primordial, 121
meditação transcendental, 120-1, 125
meditação: aiurveda e, 32; baseada em mantra, 121, 123; benefícios da, 120-1, 125; como funciona a, 125; cura do passado e, 156; energia universal e, 124-5; para abertura do chacra, 165; prática diária da, 235; processo de pensamentos e, 120, 123; rotinas, 100, 102, 131; saúde amorosa e, 194; saúde emocional e, 136; saúde física e, 69
medo, 160
mel, 77
memória, problemas de, 164
mensagens de texto, 185-6
mensagens de voz, 171
mídia social, 232
moksha (liberação), 169

momento presente, viver no, 128-9, 171-2
Montessori, Maria, 56
mulheres: emoções, 133-4; estilo de comunicação, 185-6; estresse profissional, 196; necessidades em relacionamentos, 176-7; saúde amorosa, 170-1; trabalho, 207
Mumbai (Índia), 210

nadi shodhana (respiração com narinas alternadas), 164
namorados, saúde física e, 72-3
namoro, 192-4
National Public Radio, 54
natureza: desconexão da, 99, 127; imersão na, para a saúde espiritual, 127; reconexão com, 230-3, 233; reequilíbrio emocional na, 143-4; sons da, no ambiente, 222-3
navasana (postura do barco), 162
negligência médica, 48
neuroassociações, 221
"no fluxo", 55-6
Nyad, Diana, 54

obesidade, 21, 160
óleo de Vata, 104
óleos e gorduras não saudáveis, 86-7, 110
ondas delta, 125
oração, 69, 126, 226

orçamento para o lazer, 217
organização, 227-8, 233
Orman, Suze, 211, 212, 216
osteoartrite, 69

paciência, 155, 168
padmasana (flexão de lótus), 160
parada de cabeça, 165
parada de mão, 165
parceiro, busca por, 172-4, 192-4, 195
passado: As histórias do seu passado (exercício), 151; chacras como cura do, 157-66, 166; assumir responsabilidade pelo, 154-5; checklist da saúde, 166; ficar preso no, 149; histórias do, 149-52, 166; imaginário do, 225-6; razões por trás do, 152-5; relacionamentos fracassados no, 172; Sua nova realidade (exercício), 152; tirar lições do, 155-6, 165, 166; Três lições para levar para o seu futuro de realizações (exercício), 166
pedidos de desculpas, 183
pensamento(s): controle sobre, 133-4; meditação e, 120-1, 122-3; observação de, 118-20, 126, 180
perdão, 63-4, 130
perfeccionismo, 203, 229
pesadelos, 164
pessimismo, 161
picante (tipo de sabor alimentar), 81, 83, 95-6

Índice remissivo

picuinha, 175
pintura, 142
Pitta (elemento fogo), dosha/tipos, 42-43; desequilíbrios do, 93, 194, 143-4, 189; dieta específica para, 95-6; dieta pacificadora de, 85; horários, 99-100; orientações de consciência alimentar para, 93; plano de sintomas para, 50; reequilíbrio emocional e, 143-4; rotinas de exercício físico específicas para, 108; saúde ambiental e, 229; saúde amorosa e, 189; saúde financeira e, 209; saúde profissional e, 203
plano de nutrição aiurvédico, 76-89, 109-10; água em, 88-9; alimentos orgânicos, 78-9, 85-7, 221; alimentos recém-preparados, 77-8; alimentos sátvicos (de cura), 85-6; dietas específicas aos doshas, 93-7; exemplos de refeições, 84-5; Plano alimentar específico ao seu dosha (exercício), 97; redução/eliminação de alimentos não saudáveis, 86-8; regra 90-10, 76, 89; sabores alimentares, 79-85, 220-1
Plano alimentar específico ao seu dosha (exercício), 97
plano de sintomas, 50-1
plantas, 227
postura da águia, 164

postura da cabeça da vaca, 162
postura da cobra, 248, 248
postura da criança, 164, 247, 249
postura da deusa reclinada, 161
postura da ponte, 163
postura da prancha, 162
postura da saudação, 246, 251
postura da vela, 163
postura das mãos estendidas na postura do corredor, 247, 250
postura das mãos estendidas na postura do corredor, 247, 250
postura das mãos estendidas, 246, 251
postura das mãos nos pés, 246, 250
postura do alfaiate, 161
postura do alongamento frontal, 162
postura do arado, 163
postura do arco em pé, 162
postura do arco, 162
postura do barco (navasana), 162
postura do cachorro olhando para baixo, 248, 249
postura do camelo, 162
postura do corredor, 247, 249
postura do golfinho, 164
postura do joelho na orelha, 163
postura do joelho no peito, 160
postura do lagarto, 160
postura do peixe, 162
postura dos oito membros, 248
prakruti (verdadeira natureza): saúde profissional e, 202;

teste para determinar, 35-42.
Ver também doshas (tipos de mente-corpo)
prana (força vital e vitalidade), 87-8, 97-8, 157
pranayama (técnicas iogues de respiração), 159
preguiça, saúde física e, 74
pressão arterial, 162, 208
prestação da casa, 208, 214
problemas da tireoide, 163
problemas de útero, 161
problemas de visão, 164
profissão: aprender a amar a, 197-8; como darma, 199-201; Crie um plano para transformar seu trabalho atual ou encontrar seu trabalho ideal (exercício), 205; e saúde física/emocional, conexão entre, 132-3; estresse relacionado à, 196-7; insatisfação com, 196-7; nova, procurar, 198; sentido na, 198-200; trabalho informal, 199-200
programas de condicionamento, 106-7
propaganda, 68, 90

quimioterapia, 236

rádio, 220, 223
radioterapia, 236
raiva, 135

ram (mantra), 162
recursos de alimento on-line, 74
refluxo ácido, 162
regra 90-10, 76, 89
relação médico-paciente: experiência da autora, 48-9, 49-50; ocidental moderna, 49
relacionamento: abusivo, 156; aceitação do estado atual do, 171-3; aceitação em, 175, 182; amor como troca dinâmica em, 168; amor incondicional em, 174, 182; comunicação amorosa em, 184-7, 194; crescimento em, 178, 183; criação de memórias em, 176, 182; culpa em, apontar, 177-8, 183; desejado, criar, 190-2; efeitos do dosha em, 188-90, 195; equilíbrio em, 170-4; expressão autêntica em, 178-80, 183; gratidão em, 180, 183-4; íntimo, 170, 172-4, 192-4, 195; não construtivo, abandonar, 190; necessidades diferentes em, 176-7, 182; picuinha em, 175, 182; procura por, 172-4; risadas em, 177, 183; tirar lições de, 172; toque em, 175-6, 182; vulnerabilidade, 179
religião, 113, 211, 213
Religions, Values, and Peak-Experiences (Maslow), 55
resfriados, 163

Índice remissivo

respiração: bhastrika ("respiração de fogo"), 162; com narinas alternadas (nadi shodhana), 164; kapalabati ("respiração de crânio brilhante"), 162; para o svadhisthana – chacra criativo e sexual, 161; técnica de respiração iogue ujjayi, 163
rim, problemas no, 161
rishis (sábios), 34
riso, 128, 177, 183
Robbins, Anthony, 149, 215
Rosenberg, Marshall, 140, 187
rotina: aiurveda e, 32, 67; novidade na, para a saúde ambiental, 230-2; para a saúde física, 98-105, 111
ruído branco, gerador de, 223
ruídos, 220, 223
ruptura (estágio da doença), 47

sabor, tipos, 79-85, 221
saciedade, comer e, 91
salgado (tipo de sabor alimentar), 80, 83, 95-7
sânscrito, glossário de termos em, 257-9
sátvicos (curativos), alimentos, 85-6
Saudações ao sol, 100, 245-51
saúde ambiental: checklist da saúde, 233; contexto da aiurveda na, 219-20; Compromisso de esvaziar o espaço (exercício), 228; doshas e, 228-30, 233; esvaziar o espaço para, 227-8, 233; Formas de viver fora das caixas (exercício), 232-3; *input* sensorial e, 220-6, 233; reconexão com a natureza para a, 230-2, 233
saúde amorosa: amor-próprio como fundação da, 167-9, 171; características da, 174-81, 194; checklist da saúde, 194-5; criação do relacionamento desejado, 190-2; dívida financeira e, 208, 214-5; doshas e, 188-90, 195; equilíbrio e, 170-4; Faça um inventário de sua relação usando as doze características (exercício), 181-4; habilidades de comunicação para, 171, 178-80, 183, 184-7, 194; intimidade na, encontrar, 192-4; responsabilidade emocional e, 137
saúde emocional: checklist da saúde, 148; controle emocional, 133-5, 148; ferramentas para estabilizar a, 135-41; limpeza emocional específica aos, 141-5, 148; saúde física e, 132-3; Seu plano de cura emocional (exercício), 145-8; situação financeira e, 208-9
saúde financeira: checklist da saúde, 218; Compromisso com a doação financeira (exercício), 212; criação de riqueza, 215-8; educação sobre, 218;

efeitos do dosha na, 209; Faça um inventário de suas visões sobre dinheiro (exercício), 210; generosidade para alcançar a, 211-3, 218; gratidão pela, 211, 218; importância da, 207-8; redução de dívidas, 214-5, 218; saúde emocional e, 208; saúde física e, 208-9, 218; visões sobre dinheiro e, 209-10, 218. *Ver também* dinheiro; saúde profissional

saúde física: assumir responsabilidade pela, 69-75; checklist da saúde, 110-1; Crie seu plano de movimento físico (exercício), 109-10; dinheiro para, 71; em áreas rurais, 73-4; exercício físico para a, 105-111; fadiga e, 74; namorados e, 72-3; plano de nutrição aiurvédica, 76-89; preguiça e, 74; qualidade do alimento e, 67-70, 90; rotinas diárias para, 98-105, 111; saúde emocional e, 132-3; situação financeira e, 208-9, 218; tempo para, 70-1. *Ver também* plano alimentar aiurvédico

Saúde ideal em 8 semanas (Weil), 220

Saúde perfeita (Chopra), 18

saúde profissional: checklist da saúde, 206; Crie um plano para transformar seu trabalho atual ou encontrar seu trabalho ideal (exercício), 205; darma e, 199-201; doshas e, 202-4; insatisfação profissional e, 196-7; mudança de perspectiva para, 197-8; sentido e, 197-200. *Ver também* saúde financeira; profissão

saúde, custos da assistência médica, 21

saúde, seguradoras de, 22, 48

saúde: assumir responsabilidade pela, 27-8; definição aiurvédica de, 33-4; controle pessoal sobre a, 22, 23; medicina aiurvédica e, 26; mudança de responsabilidade pela, 22; recuperar, 26-7; Seu compromisso consigo mesmo (exercício), 29. *Ver também* saúde emocional; saúde ambiental; saúde financeira; saúde profissional; saúde física; saúde amorosa; espiritualidade/saúde espiritual

Semana sem tela, 231

Semana de desligar a TV, 231

Seu compromisso consigo mesmo (exercício), 29

Seu plano de cura emocional (exercício), 145-8

sexo no relacionamento, 176

Shakespeare, William, 198, 199

sham (mantra), 164

shavasana, 160

Índice remissivo

silêncio, 220, 223
Simmons, Richard, 17
Simon, David, 89, 119, 180, 187
sistema imunológico, 208
sites de relacionamentos, 193
sobrepeso, 21
sociedade ocidental: conceito de autossuficiência na, 169-71; definição de sucesso na, 56-7
som, 163; no ambiente, 223
sono: meditação e, 121, 125; espaço para, 102; rotinas para, 101-5, 220
sorrisos, 128
Sua nova realidade (exercício), 152
sucesso, na sociedade ocidental, 56-7
superioridade espiritual, 164-5

tabagismo, 237
Taittiriya Samhita, 243
tédio, 164
Teilhard de Chardin, Pierre, 112, 113
televisão, 220, 223, 231, 237-8
tempo, para a saúde física, 70-1
tensão cervical, 163
Teresa, madre, 167
terra (prithivi), 34, 95, 160
The 9 Steps to Financial Freedom [Os 9 passos para a liberdade financeira] (Orman), 211-2
tipo de mente-corpo aiurvédico, teste, 35-41
tipos de mente-corpo. *Ver* doshas (tipos de mente-corpo)

toque curativo, 224
toque terapêutico, 32
toque, 129, 175-6, 182, 224-5
toxinas emocionais, 135
toxinas: emocionais, 135-6; impressões do passado como, 157
trabalho energético, aiurveda e, 32
trabalho informal, 199
tradição indiana, darma na, 55, 60-1
treinamento cardiovascular, 106-7
treinamento de flexibilidade, 106, 107
treinamento de resistência, 106
Três lições para levar para o seu futuro de realizações (exercício), 165-6
tristeza, 135
Tumblr, 232
Twitter, 232

ujjayi, técnica de respiração iogue, 163
úlceras, 161-2, 208
Universidade de Oxford (Inglaterra), 128
Universidade de Sydney (Austrália), 125
Universidade Norueguesa de Ciência e Tecnologia (Noruega), 125
University College London (Inglaterra), 196

vam (mantra), 161
Vata (elemento ar), dosha/tipos, 42; desequilíbrios do, 93, 134-5, 141-2, 188; dieta específica para, 95; dieta pacificadora de, 84; horários, 99-100; orientações de consciência alimentar para, 90; plano de sintomas para, 50; reequilíbrio emocional e, 142; rotinas de exercício físico específicas para, 108; saúde ambiental e, 225, 229; saúde amorosa e, 188; saúde financeira e, 209; saúde profissional e, 202
Vedanta, 153, 164
vegana, dieta, 235-6
velas, 227
verduras e legumes, 86
vergonha, 177-8, 183
vesícula biliar, doença da, 69

viagem, 230
vibração, 163
vícios, 161, 236-8
vikruti (estado atual), 45
violência, 160
visão, sentido, 225-6
visualização, 65, 159, 164, 193
voluntariado, 232
voz interior, ouvir a, 116, 211-2
vulnerabilidade, 179

Weil, Andrew, 220
Wisneski, Leonard, 49-50

xarope de milho com alto teor de frutose, 87, 110

Yajur Veda, 243
YouTube, 231-2
yum (mantra), 162